国家科学技术学术著作出版基金资助出版

血管介入
手术机器人

郭书祥　石立伟 ｜ 著

Vascular Interventional Surgery Robots

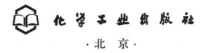

化学工业出版社

·北京·

内 容 简 介

本书以临床需求为目标，主要介绍导管/导丝协同操作血管介入手术机器人系统设计方法和基于经验学习的血管介入手术机器人人机协作策略，包括：血管介入手术机器人概述、主从式血管介入手术机器人系统构成、双滑块式血管介入手术机器人从端操作器、高临场感血管介入手术机器人主端操作器、血管介入手术机器人安全策略、血管介入手术机器人系统性能评价、血管介入手术机器人人机协作策略。

本书主要读者为从事手术机器人研究的专业技术人员和医疗、机器人等相关专业的研究生，可以作为医疗机器人技术的前沿参考书，帮助医疗机器人和生物医学工程领域的研究人员、学生和技术人员掌握基本原理与基本知识，了解业界前沿技术，还可供临床医学领域的医生了解相关工程实践进展情况。

图书在版编目（CIP）数据

血管介入手术机器人/郭书祥，石立伟著．一北京：
化学工业出版社，2022.11
ISBN 978-7-122-42184-5

Ⅰ.①血…　Ⅱ.①郭…②石…　Ⅲ.①机器人技术-
应用-血管疾病-介入性治疗　Ⅳ.①R543.05-39

中国版本图书馆 CIP 数据核字（2022）第 171681 号

责任编辑：张海丽　　　　　　　　装帧设计：史利平
责任校对：张茜越

出版发行：化学工业出版社（北京市东城区青年湖南街 13 号　邮政编码 100011）
印　　装：中煤（北京）印务有限公司
710mm×1000mm　1/16　印张 11¼　彩插 2　字数 198 千字　2023 年 1 月北京第 1 版第 1 次印刷

购书咨询：010-64518888　　　　　　售后服务：010-64518899
网　　址：http://www.cip.com.cn
凡购买本书，如有缺损质量问题，本社销售中心负责调换。

定　　价：88.00 元　　　　　　　　　　　　　　　　版权所有　违者必究

前　言

手术机器人是前沿科技的典型代表，并处于机器人和医疗健康两大学科方向交汇点。而对于手术机器人进行系统介绍的书并不多，且涉及血管介入手术机器人的书更是寥寥。血管介入手术机器人是一个复杂的技术集成系统，完全了解和掌握相关技术细节并不容易。因此，市场上需要一本技术著作，让学术研究者、从业者甚至普通大众对血管介入手术机器人有一个全面的认识，加深对手术机器人行业的理解。

我国心脑血管疾病患者数量已超 3 亿。心脑血管疾病发病率高、致残率高、病死率高，给个人、家庭和社会带来巨大的精神压力和沉重的经济负担。血管介入手术机器人旨在结合机器人技术与传统血管介入技术，利用机器人的快速性、高稳定性、高定位精度、高计算能力和丰富的传感信息，实现医生能力的拓展和延伸，解决传统血管介入手术存在的问题和局限性。

本书面向心脑血管疾病的临床需求，以减少医生辐射伤害、降低医生慢性疾病风险、提高手术操作精度、增强医生操作临场感、增加手术操作安全性为目标，设计符合医生操作习惯的血管介入手术机器人系统，充分利用医生现有操作经验，完成对医生临床手术操作辅助任务。现有血管介入手术机器人依然处于非智能水平，因而高度依赖医生的经验技巧，成为限制其进一步发展的瓶颈。本书首次结合深度学习，并提出一种基于医生经验学习的血管介入手术机器人人机协作策略。

本书中涉及技术的研究工作得到国家高新技术研究发展计划（863 计划）先进技术制造领域重点项目"高端心脑血管实时介入辅助机器人系统"的支持。本书作者团队开展血管介入手术机器人研究二十多年，结合实施动物实验、临床试验的经验，体系化地介绍了血管介入手术机器人在辅助医生手术过程中的主要难题以及解决方法，形成以"导管/导丝协同操作技术""基于医生经验技巧的高临场感技术""分层式手术操作安全策略""基于医生经验学习的人机协作手术"为基础的血管介入手术机器人系统架构。本书可为我国未来血管介入手术机器人系统的设计与实施提供重要参考，具有重要的学术价值和应用价值。

本书的出版离不开各位同行学者和课题组各位老师的支持，在这里表示由衷的感谢与敬意！

限于作者水平，书中难免有疏漏之处，恳请各位读者批评指正！

作者
2022 年 7 月

目　录

第 7 章　血管介入手术机器人人机协作策略　　　134

第1章

概　述

1.1　医疗机器人的发展机遇　▶▶

　　近年来，随着全球人口自然增长，人口老龄化程度加速上升，世界各国和地区对人民健康与高水平医疗的需求日益迫切。医疗机器人因其精准稳定、安全高效等优势，正在为传统医学领域带来颠覆性的变革。医疗机器人技术以生命科学和工程学为基础，涉及传统医学、机器人技术、医学影像技术、计算机技术、信息技术、传感技术、自动控制技术等，形成了多学科交叉的新兴研究领域。目前，医疗机器人已广泛应用于诸多医疗场景，如神经外科、腹腔外科、胸外科、骨外科、血管介入、颅面外科等。相对于其他机器人的应用环境，人体作业环境的特殊性对医疗机器人的研究与应用提出了多方面新的科学问题和技术挑战。同时，医疗机器人作为智能机器人科学前沿与高精尖技术的代表，其发展同时也带动着机械、计算机、材料等诸多工程学基础学科中新理论、新技术的发展。因此，世界各科技强国争相布局高端医疗装备制造领域，如我国"中国制造2025"、德国《国家工业战略2030》、美国"2016机器人发展路线图：从互联网到机器人"、英国"机器人战略RAS2020"和日本《机器人白皮书》，纷纷将医疗机器人作为重要的研究热点与技术高地，医疗机器人迎来很好的发展机遇。

1.2 医疗机器人的历史变革 ▶▶

1.2.1 手术机器人

近年来，机器人科学与技术的发展，给国防、工业、交通、医疗、娱乐等方方面面带来诸多颠覆性革新，极大地推动了社会生产力的进步，并且依然呈现出蓬勃的发展态势。医疗机器人泛指应用于医学领域的机器人。医疗机器人按功能和用途可分为手术机器人、假肢和外骨骼机器人、辅助康复机器人、医疗服务机器人和胶囊机器人等[1-4]。其中，手术机器人一般应用于与人体直接接触或侵入人体的手术场景，因此手术机器人一般被分为三类医疗器械。因其对高精度、高稳定性、高安全性的临床作业需求，手术机器人特别地成为医疗机器人领域的研究热点和难点[5,6]。据 Research & Markets 公司分析预测，至 2025 年，手术机器人市场年增长率将达到 8%，全球外科用手术机器人市场规模将达到 125 亿美元。

手术机器人一般由一组特定功能的手术器械和控制手术器械的机械系统组成。其利用机构的高精度空间定位能力、计算机快速运算能力、数字化医疗影像丰富的手术状态信息等，克服传统外科手术中操作精度低、手术时间长、医生疲劳易产生误操作、3D（3-Dimensional，三维）视觉信息缺乏等问题，从而提高手术效率、精度和安全性[7-17]。

手术机器人最早发展于 1985 年，研究人员借助 Puma560 工业机器人完成了机器人辅助定位的神经外科活检手术[7]。经过三十几年的发展，手术机器人在诸多外科领域中得到广泛应用，如表 1.1 所示。

表 1.1 代表性手术机器人系统

时间	机器人系统名称	研发机构	应用领域
1985	Puma560[18]	美国洛杉矶医院	脑组织活检
1989	PROBOT[19]	英国皇家学院机器人中心	前列腺切除
1993	HIFU[20]	法国 Edouard Herriot 医院	前列腺切除
1996	Aesop[21]	美国 Computer Motion 公司	微创手术
1996	Zeus[22]	美国 Computer Motion 公司	微创手术
1998	RoboDoc[23]	美国 ISS 公司	髋关节整体置换
1999	DaVinci[24]	美国 Intuitive Surgical 公司	外科手术
2006	NeoGuide[25]	美国 Intuitive Surgical 公司	结肠镜检查

时间	机器人系统名称	研发机构	应用领域
2007	Sensei X[26]	Hansen Medical 公司	心血管导管介入
2007	ARES[27]	Auris Surgical Robotics 公司	支气管镜检查
2010	MiroSurge[28]	德国航空航天中心	腹腔镜检查
2013	RIO[29]	美国 Mako Surgical 公司	膝关节、髋关节置换术
2017	Senhance[30]	TransEnterix 公司	妇产科、腹腔镜检查
2021	MAZOR X	美国 Medtronic 公司	脊柱外科智能导航
2021	妙手 S	中国威高集团	外科手术
2021	天玑 II	中国天智航	骨科手术

目前应用最为广泛的手术机器人为达·芬奇（Da Vinci）手术机器人[24]，由美国 Intuitive Surgical 公司研发，于 2000 年通过美国 FDA 认证，目前已开发出五代系统：标准型（1999 年）、S 型（2006 年）、Si 型（2009 年）、Si-e 型（2010 年）和 Xi 型（2014 年）。其主要由控制台、操作臂系统和成像系统组成，如图 1.1 所示。手术时，医生采取坐姿，在远离手术台的控制台前操作控制手柄，借助成像系统的三维高清视觉信息，远程控制操作臂将手术器械送入患者体腔内进行手术。手术对象为内窥镜可达、需要实时三维视觉及触觉反馈辅助操作的脏器，如心胸部、泌尿系统、腹部、盆腔妇科等部位脏器。该系统优势在于操作的精确性、灵活性、平稳性。至 2015 年，超过 90% 的美国前列腺切除术由达·芬奇手术机器人完成。上海交通大学附属胸科医院连续 1000 例机器人辅助胸腔镜肺部手术案例分析结果表明，达·芬奇手术机器人辅助胸腔镜手术安全有效，术中中转率及术后并发症均较低，可有效弥补传统腔镜的不足[31]。

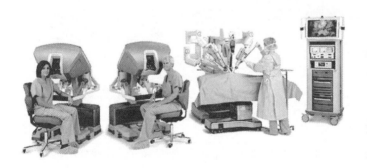
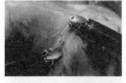
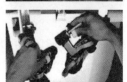

(a) 手术机器人系统　　　　　　　　　　(b) 机器人辅助缝合术

图 1.1　达·芬奇手术机器人[24]

以达·芬奇系统为代表的手术机器人，在全球范围内已经实现了广泛的应用。虽然我国对于手术机器人技术的研究起步较晚，但也取得了诸多研究成果。

2013年，由中国人民解放军总医院牵头，联合哈尔滨工业大学、天津大学、南开大学等研究机构，依托国家高技术研究发展计划（863计划）项目支持，研发出微创腹腔外科手术机器人及医生培训系统，正式打破该领域达·芬奇手术机器人的垄断[32]。该机器人系统由手术机械臂、手术微器械、医生控制台、3D腹腔镜等组成，在动物实验及临床标本实验中，实现了胆囊的夹取、牵拉、胆囊床的剥离和胆管离断，以及肾动静脉结扎、离断等手术操作。该系统采用模块化设计思想，具有互换性，实现了手术机械臂零力拖曳功能，方便术前和术中柔顺摆位，具有3D视觉/力觉反馈。3D腹腔镜系统具有避免调节双路图像相对位置、体积小、重量轻的优点，研制出的全自由度手术微器械，既满足操作的灵活性要求，又可实现快速更换。该系统适合中国国情，成本相对较低，便于普及推广。

此外，天津大学、中南大学联合研发出具有自主知识产权的微创外科手术机器人"妙手S"，该机器人的操作手采用7+2自由度同构机构，相对达·芬奇手术机器人的"自转-偏转-俯仰"式微创器械，"妙手S"采用"自转-偏转-末端自转"式关节布局，极大地降低了缝合操作对机器人机构精度与控制系统精度的要求，其采用创新的丝传动解耦机构和可重构轻量化设计，实现了系统的小型化与模块化[33,34]。中南大学湘雅三医院采用该手术机器人，顺利完成国产手术机器人的首批3例临床手术，实验结果表明，"妙手S"手术机器人整体性能达到与国外同类装备相当的水平[35]。北京航空航天大学、北京积水潭医院等研究机构联合研制出的"天玑"骨科手术机器人，其定位精度达到亚毫米级，采用运动仿真技术预判运行轨迹，采用关节力控制技术实现碰到障碍物自主制动以防止医患外损伤，采用多维图像引导以增强术中检测能力。尤其对微创术式、高风险区域，"天玑"手术机器人具有明显优势，可有效降低手术风险、减少手术并发症，同时可广泛应用于脊柱全关节段、盆骨、四肢等螺钉内固定术，适应证范围及精度处于世界领先水平[36]。第三代"天玑"手术机器人已于2016年获得国家CFDA证书。2018年7月，广东省中医院采用"天玑"手术机器人完成国产骨科手术机器人辅助的骨科手术，术中辐射减少70%以上，同时具有降低失血量和减少术中组织创伤等优势[37]。

上海交通大学和山东大学联合研制出面向全膝关节置换术的华佗（WATO）机器人系统。该系统以一台工业机器人为主体，末端执行器安装有立体视觉系统，通过立体视觉系统完成手术的定位和导航，手术器械安装在末端执行器，根据立体视觉导航自动完成骨切割，其模拟植入假体对线精度平均误差小于2°。WATO系统目前处于临床试验阶段[38]。

综上所述，国内外研究机构针对诸多外科领域的专科型手术机器人的研究均取得了令人瞩目的研究成果。针对不同的外科手术领域，各类专科型手术机器人通过有针对性的高精度、高灵巧性、高安全性的机构构型设计、控制系统设计、医学图像处理与可视化等，可提高疾病诊断和手术治疗的安全性、准确性和诊疗效率，同时改善对病人和医生的保护机制。因病而异的研究理念，使得专科型手术机器人可以有针对性地解决某一类外科手术的关键问题。

日益高发的心脑血管疾病，已经成为人类疾病死亡的主要病因之一。目前，该病症的诊断和治疗主要通过微创介入手术完成。心脑血管介入手术是典型的高复杂性、高风险性手术，同时通过血管腔进行诊疗的手术方式与其他外科手术具有巨大的差异性。因此，针对心脑血管介入手术的专科型手术机器人研究具有重大意义和挑战性。

1.2.2　血管介入手术

我国人群预期寿命逐渐延长，人口老龄化速度逐渐加快，预计到 2050 年，中国老年人口数量将达到 4.87 亿的峰值，占总人口的 34.9%，意味着每 3 个人中就有一位超过 60 岁的老年人。我国心脑血管疾病患者已超 3 亿，且患者年龄呈逐年下降趋势，同时每年 900 万心脑血管疾病患者中就有 250 万人死亡。心脑血管疾病发病率高、致残率高、病死率高，给个人、家庭和社会带来巨大的精神压力和沉重的经济负担。幸存者也往往要面对躯体功能障碍，视力、听力缺失，认知功能下降和情感人格改变等一系列神经精神功能损害的症状，还要承受由躯体疾病引起的沉重心理负担。严重的后遗症往往显著降低病患幸存者的生活独立性，使患者生活质量和自然社会环境适应能力显著下降。心脑血管疾病给人民生活和社会发展带来严重影响[39]。

血管介入技术是一项新兴的心脑血管疾病诊疗手段，医生在医学影像的引导下，通过导管沿血管腔直接到达体内病变部位（如冠状动脉和脑部、肝脏、肾脏等部位的血管），然后利用导管输送诊疗剂或手术器械（如球囊、支架、弹簧圈等），对体内较远的病变实施微创性诊断和治疗[40-42]。血管介入手术中导管在血管腔内行进路径如图 1.2 所示。

血管介入技术最早可追溯到 1895 年[41]，在 Rontgen 发现 X 射线后，Haschek 首次在截肢手动脉内注射造影剂，在 X 射线下观察人体血管。1929 年，Forssmann 从左前臂贵要静脉插入一根导管至右心房，开创了血管内介入的新纪元。1953 年，Seldinger 发明了经皮穿刺股动脉，采用穿刺针、导丝和导管的置

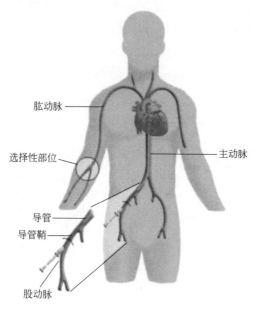

肱动脉

选择性部位

主动脉

导管

导管鞘

股动脉

图 1.2　血管介入手术中导管行进路径示意图

换引导导管插入血管造影术，为血管介入的发展做出了重要贡献。1964 年，Dotter 和 Judkins 创立了经皮穿刺，利用导管系统使粥样硬化性外周血管狭窄得到扩张和再通，为之后球囊扩张术、支架置入术的广泛应用奠定了基础。早期的血管内介入技术主要应用于疾病诊断，近二十年逐渐扩展到诊断和治疗相互融合，兼而有之。目前，血管介入手术可以覆盖外周血管、心血管及脑血管，常开展的血管介入手术包括选择性及超选择性血管造影术、局部药物灌注术、经导管腔内血管成形术、经皮血管内支架置入术、经颈静脉肝内门腔分流术、经皮血管内异物和血栓取出术、选择性血样本采集术、经皮心血管瓣膜成形术、血管内射频消融术等，如图 1.3 所示。相对传统医疗技术，血管介入手术具有简捷、微创、定位精确、并发症少、疗效显著等优点。

　　血管介入手术是一种典型的复杂高风险手术。手术过程中，首先在人体特定部位进行穿刺（一般为腹股沟或手臂），将导管通过导管鞘插入血管，如图 1.4（a）所示。然后，医生在 DSA 影像的引导下，操作导管等手术器械沿血管腔行进并到达病变部位。导管头端有不同弯曲形状的预造型，医生通过 DSA 影像中的人体组织形态信息（如骨骼等），判断导管在患者体内的解剖学位置，进行手术判断和决策（决定导管头端接下来的行进目标位置），如图 1.4（b）所示。接着，医生通过扭转位于人体外的导管末端，控制导管头端实现特殊的行进角度，从而在复杂形状的血管内选择恰当的行进路径。同时，医生根据手部

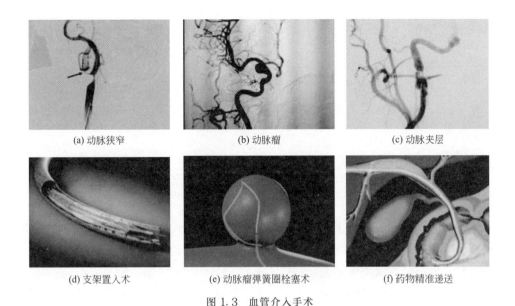

(a) 动脉狭窄　　　　　　　(b) 动脉瘤　　　　　　　(c) 动脉夹层

(d) 支架置入术　　　(e) 动脉瘤弹簧圈栓塞术　　　(f) 药物精准递送

图 1.3　血管介入手术

对导管末端的触觉，感受导管的操作力，从而判断患者体内导管与血管的接触情况，当出现接触力异常时（如因导管与血管壁碰撞力、摩擦力过大，导致导管难以推进或扭转），此时继续推进可能会引起血管壁损伤甚至穿透，对患者生命造成威胁，医生一般会减小动作幅度，提高手术安全性。在导管头端到达病变位置后，通过特定型号的导管腔，采用高压枪快速注射造影剂进行血管造影术，或者递送手术器械（如球囊导管、支架、弹簧圈等）至病变部位进行相应的手术治疗。

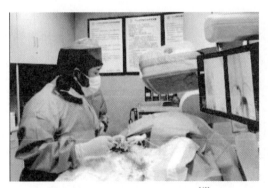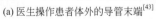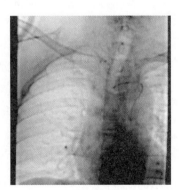

(a) 医生操作患者体外的导管末端[43]　　　(b) 患者体内导管

图 1.4　血管介入手术

　　血管介入手术作为微创手术的一种，避免了开腔和开颅的手术方式，从而降低手术风险，减轻病人痛苦，同时，术后并发症少、恢复周期短，所以血管介入手术得到了快速发展和普遍应用。但是，传统血管介入手术仍存在若干局限性：

① 现有技术手段无法实时提供血管腔内三维医学影像，医生需要根据不完全信息的 DSA 影像判断病人体内手术状态，需要其具有丰富的解剖学知识和手术经验。

② 导管在行进过程中，与血管壁交互作用力容易引起血管损伤甚至穿透，或斑块脱落，导致更严重的血管堵塞，因此手术风险性高，对导管操作精度和稳定性要求高。

③ 医生的导管操作经验需要在长期的学习培训和临床手术中逐渐获取，其中含大量的隐性知识，如肌肉记忆、直觉判断，专家医生对新手医生采用言传身教的定性传授方式，使得血管介入科医生培养周期长，专家医疗资源紧缺。

④ 手术过程中，医生需要长时间暴露在 X 射线下进行手术，对身体造成严重损伤。为缓解 X 射线伤害，医生穿戴防护铅衣进行长时间站立姿势手术，一方面容易疲劳，从而产生手术误操作，给病人生命带来威胁；另一方面，长期负重作业给医生带来诸多职业病，如颈椎病、腰椎间盘疾病、脊柱疾病等，缩短医生的职业寿命。

目前，我国心脑血管疾病患者众多，高水平的医疗资源较少，且主要集中在发达地区，医疗资源的分布不均，更加重了医疗资源紧张与日益增长的诊疗需求之间的矛盾，逐渐成为影响我国人民生命健康和生活水平的重要问题。专科型的血管介入手术机器人技术为上述问题提供了有效的解决途径，可以促进传统血管介入技术的进一步发展和广泛应用。

1.2.3　血管介入手术机器人

血管介入手术机器人旨在结合机器人技术与传统血管介入技术，利用机器人的快速性、高稳定性、高定位精度、高计算能力和丰富的传感信息，实现医生能力的拓展和延伸，解决传统血管介入手术存在的问题和局限性[44,45]。血管介入手术机器人大多采用主从控制方式，由主端控制台、从端机器人、影像交互系统、控制系统组成。机器人辅助手术过程中，医生于控制台前采用坐姿，通过控制特殊设计的操作手柄或按钮，实现从端机器人的控制，从端机器人实现导管的推拉和扭转操作，从而复现医生的手术操作，同时从端机器人内部传感系统检测导管的操作力并实时发送给主端控制台，主端控制台的反馈力生成装置为医生提供导管的操作力触觉反馈。手术过程中，医生通过影像交互系统（DSA、MRI 等医学图像）观察导管在人体血管腔内的手术状态，同时根据手部的触觉反馈，做出手术操作决策，从而完成血管介入手术操作[46]。

血管介入手术机器人改变了传统的血管介入手术方式，从以下方面对传统手术产生本质上的变革：

① 采用主从控制方式，可以实现医生与 X 射线的分离，避免 X 射线对医生的伤害。医生采用坐姿进行手术，可以缓解医生的疲劳，减少由疲劳引起的手术误操作，提高手术安全性，同时可以缓解医生的职业病，延长医生的职业寿命，进而缓解医疗资源紧张的情况。

② 采用主从控制方式，使得远程手术成为可能。在偏远的欠发达地区，水平高超的专家医生相对稀缺，患者往往不能获得最优的诊疗。而依靠远程手术方式，专家医生可以通过机器人远距离对患者进行诊断和手术治疗，从而使患者及时得到最佳的诊断和治疗。因此，血管介入手术机器人另辟蹊径，为解决医疗资源分布不均问题提供了有效的解决方案。

③ 机器人的本质特性，可以使手术操作更加精细、快速、稳定、安全。通过改变主从控制参数，可以实现医生手术动作比例的调节。针对复杂的高风险性手术操作，从端机器人可以缩小医生动作幅度，实现手术器械的精细化控制；针对简单的重复性手术操作，从端机器人可以放大医生动作幅度，提高手术效率；机器人系统通过对医生手部生理性震颤和误操作的智能识别，可以在控制环路中将其过滤，从而实现手术器械的稳定控制，提高手术的稳定性和安全性；可以对机器人传感信息进行快速的处理和识别，通过设计特殊的机构和控制算法，实现对手术突发状况的快速响应和应急处理，提高手术的安全性。

④ 通过机器人技术与人工智能技术相结合，可以实现医生手术经验技巧的自主学习和自主/半自主机器人手术。传统的医生培训中，专家医生主要通过定性描述向新手医生传授手术经验知识，新手医生通过长期的培训和临床实践，提高自己的手术经验技巧。而机器人的传感系统可以获取多维传感信息，如医生手术动作、手术器械的操作力、患者术中生理指标等，通过这些传感信息，可以实现医生经验技巧的量化，采用人工智能算法，可以建立蕴含医生经验技巧的机器人控制模型，实现手术机器人的智能控制。自主/半自主手术机器人的目的不是替换人类医生，而是通过人机协作手术的形式，使人类医生和机器人的优势都得到最大水平的发挥，在医生始终具有最高决策权限前提下，提高机器人智能化程度，突破人类能力的限制，拓展医生的能力，从而促进传统手术的发展，实现最优的手术诊疗方案。因此，血管介入手术机器人的研究对于促进传统血管介入手术技术发展与广泛应用具有重要意义。血管介入手术机器人不仅可以满足日益高发的心脑血管疾病患者的就医需求，还可以满足对于医生的保护需求。相对于人体其他组织的手术，血管介入手术在手术器械（柔顺的导管、支架、弹簧圈等）、

手术方式（经血管腔到达病变部位）、手术环境（柔顺脆弱的血管壁、斑块、肿瘤等）方面皆有其特殊性。同时，血管介入手术机器人涉及诸多医疗机器人共性的关键理论和技术问题，其研究可以促进整体医疗机器人技术的进步。因此，血管介入手术机器人的研究既有其必要性，又颇具挑战性。

1.3 血管介入手术机器人研究现状 ▶▶

为解决血管介入手术过程中的医生健康及手术操作风险问题，国内外企业、高校及研究机构纷纷致力于该方面研究，研究内容涉及机构设计、主从控制、力反馈、手术导航、安全策略等技术[47-57]。本节将针对国内外研究现状，对具体研究内容进行综述，并对目前研究进行分析与总结。

1.3.1 国外血管介入手术机器人研究现状

针对血管介入手术机器人系统的研究，区别于高校或研究机构中对于原理或机制的研究和探讨，企业率先推出可以进行临床应用的血管介入手术机器人系统，目前具有代表性的商业化产品主要包括 CorPath®、Sensei® X、Magellan™、Amigo™、Niobe™ 和 CGCI。

美国 Corindus Vascular Robotics 公司[58-63] 在 2004 年研发出了 CorPath® 200 血管介入手术机器人系统，如图 1.5 所示。该系统为远程控制系统，由医生

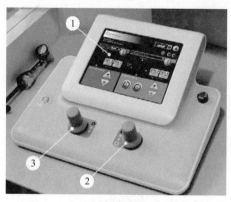

(a) 医生控制台

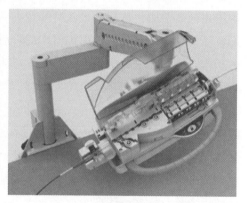

(b) 从端操作器

图 1.5　CorPath® 200 血管介入手术机器人系统[60-62]

1—触摸屏控制；2—导丝操纵杆；3—球囊/支架导管操纵杆

控制台和从端操作器组成。医生控制台具有防辐射功能，包括触摸屏和操纵杆，医生通过操作触摸屏和操纵杆来实现对从端操作器的控制。从端操作器能够通过 3 自由度的机械臂来进行位姿调节，实现导管与血管入口相对位置的调节。该机器人系统利用被动导管（常规导管）来实施血管介入手术。从端操作器利用摩擦轮驱动的方式，来完成对常规导管的夹持，并能够实现直线运动和旋转运动 2 个自由度的控制。同时，该机器人系统为开放式设置，医生能够根据手术的操作需要来选择不同类型的常规导管进行手术。该机器人系统能够完成对经皮冠状动脉介入治疗导管的控制，同时能够实现对支架和球囊导管的推送。在通过临床试验验证后，其完成了美国食品药品监督管理局（FDA）注册。Corindus Vascular Robotics 公司一直致力于产品的改进，并将该机器人系统升级为 CorPath® GRX 系统[63]。

　　美国 Hansen Medical 公司[64-67] 在 2006 年研发出了 Sensei® X 机器人系统，其包括医生操作台和从端机器人，如图 1.6 所示。该系统摒弃了现有常规导管的使用，利用研制的主动导管来实现介入手术治疗。主动导管由外周护鞘和内设的牵引钢丝组成，利用绳索驱动完成导管头部不同角度的弯曲。在三维图像的导引下，医生控制主控操作台手柄，能够便捷地实现对导管头部弯曲的控制，完成对血管分支的选择，进入目标血管。该机器人系统能够完成导管远端力（与血管壁作用力）的测量，并通过屏幕来实时显示导管操作力。目前，该机器人系统已成功应用于心脏消融及血管内动脉瘤修复等手术。与此同时，为了能够对周围血管实施介入手术，Hansen Medical 公司在 Sensei® X 机器人系统基础上研发了 Magellan™ 机器人系统[68,69]。该机器人系统通过临床试验验证了其对于不同血管

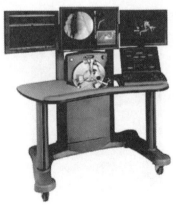
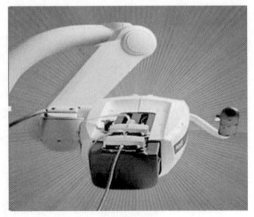

(a) 医生操作台　　　　　　　　　　　　　(b) 从端机器人

图 1.6　Sensei® X 机器人系统[67]

的操作性能，同时成功地完成了支架置入和动脉瘤修复手术。然而该系统不能够实现力反馈，医生只能在二维图像引导下实施手术操作。

美国 Catheter Robotics Inc. 公司在 2012 年研发出了 Amigo™ 导管机器人系统[70,71]，如图 1.7 所示。该机器人系统包括从端操作器和操作手柄，医生可以通过手握操作手柄来实现对导管的控制，包括导管的前进、回撤、旋转和导管头部的弯曲。对于导管的选择，Catheter Robotics Inc. 公司研制了头部可进行弯曲的主动导管，该导管能够通过头部弯曲来实现血管分支的选择。该机器人系统缺乏手术时导管操作力检测，因此其操作手柄未能生成手术操作力反馈。目前，该机器人系统已经通过临床试验验证，并获得了美国 FDA 认证。

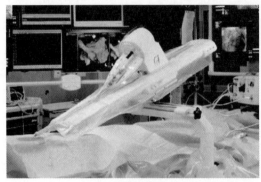
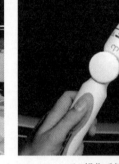

(a) 从端操作器　　　　　　　　　(b) 操作手柄

图 1.7　Amigo™ 导管机器人系统[71]

美国 Stereotaxis 公司相对较早地开展了血管介入手术机器人系统的研究[72-74]，经过多年研发，于 2002 年开发出了 Niobe™ 机器人系统，如图 1.8 所示。该机器人系统采用主动式导管，导管可实现前进、后撤和旋转运动。对于导

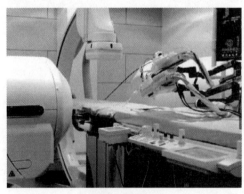
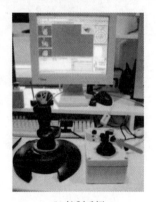

(a) 磁导航机器人　　　　　　　　(b) 控制手柄

图 1.8　Niobe™ 机器人系统[72]

管的前进和后撤的操作，其采用机械推进方式，利用电机驱动带动夹持装置实现前进和后撤操作。对于导管的旋转操作，机器人系统采用磁场控制的方式来实现。主动导管头部设有永磁铁，在手术过程中利用外围磁场的变化，来完成导管和导丝头部的弯曲控制。与利用绳索驱动来改变导管头部弯曲或转向的主动导管相比，该机器人系统导管的刚度相对较低，有利于降低组织损伤或穿孔风险。该机器人系统已成功应用于冠状动脉及外周动脉等血管疾病的治疗。

美国 Magnetecs Inc. 公司在 2011 年研发出了 CGCI（Catheter Guidance Control and Imaging）机器人系统[75]，如图 1.9 所示。该机器人系统在患者旁的半球形内设置 8 个电磁铁，生成特定的动态磁场，通过电磁场的实时变化驱动导管头部，来改变导管头部的转动或弯曲形态，实现对导管的控制作用。该机器人系统能够与 Ensite Navx 3D 电子解剖绘图系统（St Jude Medical，Minnesota，US）完全集成。医生能够根据需求，选择手动控制操作手柄或利用机器人系统提供的自主导航，来完成导管的推送与定位。目前，该机器人系统已经完成了临床测试，其在介入心脏病学、神经学和产科/妇科中具有潜在应用前景。

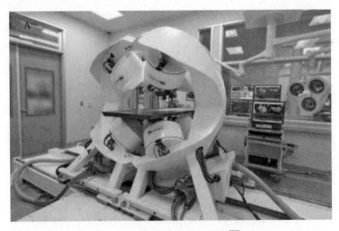

图 1.9 CGCI 机器人系统[75]

上述几种商业化产品的主要特征对比统计情况如表 1.2 所示，包括产品名称、公司名称、所用导管类型、是否有近端力测量、是否有远端力测量、是否能够提供力反馈和是否能够提供 3D 导航。

与此同时，国外一些高校和科研机构也致力于血管介入手术机器人的研究，主要有 Nagoya University、Western University、Korea University、Universiti Teknologi MARA、Shibaura Institute of Technology、Rambam Medical Center and the Technion、Hanyang University、Kagawa University、University of Illinois at Urbana-Champaign 和 University of Ulsan and Biomedical Engineering

Research Center 等高校或机构。

表 1.2　商业化血管介入手术机器人特征对比表[76]

产品名称	公司	导管类型	近端力测量	远端力测量	力反馈	3D 导航
CorPath®[61]	Corindus Vascular Robotics	常规导管	否	是	否	否
Sensei® X[66]	Hansen Medical	主动导管	是	否	是	是
Magellan™[68]	Hansen Medical	主动导管	否	否	否	否
Amigo™[70]	Catheter Robotics Inc.	主动导管	否	否	否	否
Niobe™[72]	Stereotaxis	主动导管	否	否	否	是
CGCI[75]	Magnetecs Inc.	主动导管	否	否	否	是

日本 Nagoya University 的 Toshio Fukuda 教授团队在 1995 年开始导管介入手术机器人系统的研究。研究前期主要针对主动导管展开，并完成了多种具有远端力测量的主动导管[76,77]。研究者在 2002 年提出了一种步进式导管推送系统，通过模仿医生夹持导管的方式，利用步进电机实现导管的推进[78]。该团队在 2010 年提出了一种利用磁运动捕捉的方式，将磁体固定在导管头部，通过传感器测量磁体的运动来实现导管位置和运动速度的监测[79]。其研制的机器人系统如图 1.10 所示。

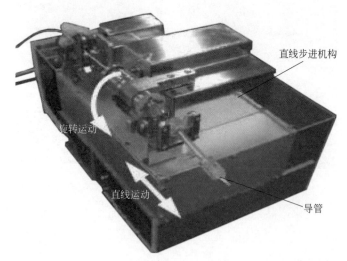

图 1.10　日本 Nagoya University 的 Toshio Fukuda 教授团队研制的血管介入机器人系统[79]

加拿大 Western University（论文单位为学校原名 University of Western Ontario）的 Maria Drangova 教授团队于 2009 年和 2015 年开发出了两代血管介入手术机器人系统[80-84]，分别如图 1.11 和图 1.12 所示。第一代机器人系统由主端操作器和从端操作器组成，为了能够保留医生现有操作经验，其主端操作器采用真实常规导管作为医生操作器械。医生在主端操作真实导管，主端操作器将实时采集导管的直线运动和旋转运动信息。在从端操作器中，通过滑轮来实现导管的推送和旋转。为了防止滑轮与导管之间的滑动，利用弹簧作为预紧装置，并设置了 3 组弹簧-滑轮来完成导管的夹紧。第二代机器人在第一代机器人的基础上，将导管的操作从 2 个自由度拓展到了 3 个自由度。不仅能够实现导管的前进/后撤和旋转运动，而且还能模仿医生手部的旋捻运动。对于第二代机器人主端操作单元的设计，为了能够采集医生的旋捻操作，摒弃了常规导管的使用，采用了弹性手柄代替常规导管。然而，该两代机器人系统均不能对手术过程中的操作力进行测量，故亦不能提供手术操作力反馈。

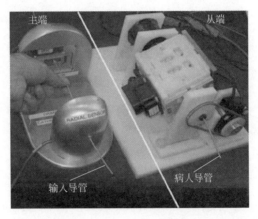

图 1.11　加拿大 Western University 的 Maria Drangova 教授团队
研制的第一代的血管介入机器人系统[80]

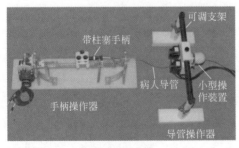

(a) 从端操作器

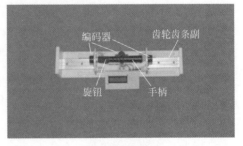

(b) 主端操作单元

图 1.12　加拿大 Western University 的 Maria Drangova 教授团队
研制的第二代的血管介入手术机器人系统[83]

　　韩国 Korea University 的 Jun Woo Park 教授团队在 2010 年研制出了一套具有力反馈的血管介入手术机器人系统[85,86]，如图 1.13 所示。该机器人系统采用基于网络通信的主从设置，从端操作器操作导管实施介入手术，主端操作器为操作者提供用户触觉交互。该系统可以实现导管 3 个自由度的操作［图 1.13(a) 中 A、B、C］，包括导管的直线运动、旋转运动和导管头部的弯曲。在用户操作界面的设计上，主端操作器利用电机电流的改变，来完成操作力或操作力矩的反馈。此外，研究者通过阶跃、正弦和任意变化的运动命令评估其主从运动同步响应性能，实验结果达到了预期设定目标。该机器人系统目前主要用于心脏消融手术。

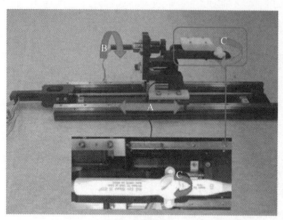 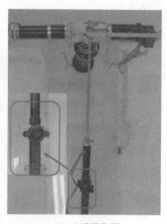

(a) 从端操作器　　　　　　　　　　　　　　(b) 主端操作器

图 1.13　韩国 Korea University 的 Jun Woo Park 教授团队研制的血管介入手术机器人系统[85]

马来西亚 Universiti Teknologi MARA 和日本 Shibaura Institute of Technology 于 2013 年联合开发出了一套血管介入手术机器人系统[87]，如图 1.14 所示。该系统的主端操作器直线运动反馈部分由滑动螺杆、滑动块组成，操作者移动滑动块时，滑块的直线运动转化为滑动螺杆的旋转运动，通过滑动螺杆模块编码器的检测，实现操作者直线操作的测量。同时，主端操作器的推力机构和旋转机构均连接到电流变液内设的圆盘上，通过改变电流变液的黏度，实现手术操作力反馈。从端操作器通过 O 形圈和导管尺寸调节器来调节对导管的夹持力，并利用锥齿轮和空心步进电机来实现对导管旋转的控制。此外，从端操作器通过设置 4 个传感器来实现导管操作力的测量，并传递至主端操作器，以实现操作力反馈。

以色列 Rambam Medical Center and the Technion 的 Rafael Beyar 教授团队于 2005 年研制出了一套能够用于支架和球囊放置的血管介入手术机器人系统[88,89]，如图 1.15 所示。该机器人系统的从端操作器按照功能可分为三个部分：本体、导丝导航模块、装置导航模块。本体通过机械臂固定在手术床上，导丝导航模块和装置导航模块设置在本体上。导丝导航模块采用电机驱动，利用齿轮的啮合传动来完成导丝的推进和旋转。装置导航模块通过两个摩擦轮来实现装置的前进控制，两个摩擦轮用于装置前进运动信息的测量。主端操作器由操作手柄和触屏组成，医生通过操作手柄和触屏输入的配合，实现对从端操作器的运动控制。该机器人系统通过了临床试验验证，能够顺利地完成球囊和支架放置。由于该机器人系统缺乏操作力测量和操作力反馈装置，因此不能为医生的操作提供力反馈信息。

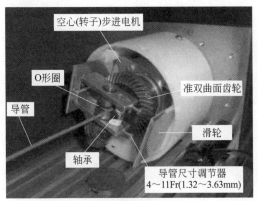
(a) 从端操作器

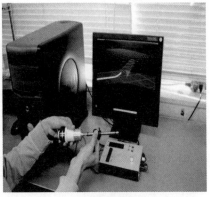
(b) 主端操作器

图 1.14 马来西亚 Universiti Teknologi MARA 和日本 Shibaura Institute of Technology
联合开发的血管介入手术机器人系统[87]

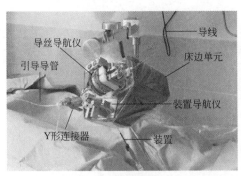

(a) 从端操作器

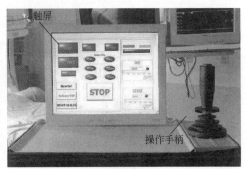
(b) 主端操作器

图 1.15 以色列 Rambam Medical Center and the Technion 的 Rafael Beyar
教授团队研制的血管介入手术机器人系统[89]

意大利 Università di Bologna 的 Emanuela Marcelli 教授团队在 2007 年开发出了一套用于心脏介入的机器人系统[90,91]，如图 1.16 所示。该机器人系统由驱动单元、控制单元和用户操作界面组成。驱动单元和控制单元设置在手术床边，其中驱动单元通过机械臂固定在手术床上。驱动单元可控制导管实现前进/后撤、旋转以及导管头部转动。通过动物实验验证了该机器人系统的操作性能，实验表明，利用该机器人系统可以缩短导管定位时间。

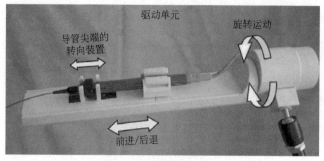
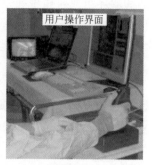

(a) 驱动单元　　　　　　　　　　　(b) 用户操作界面

图 1.16　意大利 Università di Bologna 的 Emanuela Marcelli
教授团队研制的血管介入手术机器人[91]

韩国 Hanyang University 的 Hyo-Jeong Cha 教授团队从 2015 年开始致力于血管介入手术机器人系统的研究[92-94]，在 2015—2017 年共研发出导管驱动系统 1 套与主端操作器 3 套，如图 1.17 所示。该团队通过对传统导管的改造设计完

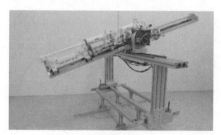

(a) 导管驱动系统

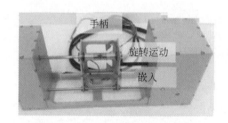

(b) 主端操作器A

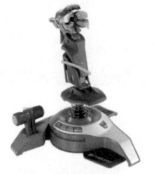

(c) 主端操作器B

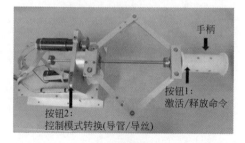

(d) 主端操作器C

图 1.17　韩国 Hanyang University 的 Hyo-Jeong Cha 教授团队
研制的血管介入手术机器人系统[92-94]

成了一种双向导管，其通过两条绳索插入导管中，利用转盘控制两条绳索的拉伸，实现导管头部的转动。对于导管驱动系统，其能够实现五个自由度的操作，包括导管和导丝的直线运动、导管和导丝的旋转运动，以及导管头部的转向运动。该团队研制的第一代主端操作器，由主端操作器 A 和主端操作器 B 组成，如图 1.17(b) 和（c）所示，利用主端操作器 A 来完成导丝直线运动和旋转运动的控制，利用主端操作器 B 来完成导管直线、旋转和头部转动的控制。在第二代主端操作器中［主端操作器 C，如图 1.17(d) 所示］，通过增加导管/导丝切换功能，来实现对导管/导丝的双重控制。此外，该机器人系统能够实现导管/导丝操作力反馈。

日本 Kagawa University 的 Shuxiang Guo 教授团队从 20 世纪 90 年代开始致力于血管介入手术机器人的研究，并开发出了多代血管介入手术机器人系统，部分装置图如图 1.18 所示。团队在初期开展了介入手术机器人主动导管研究，研制了多种能够测量导管远端操作力的主动导管，同时提出了在主动导管头部设置磁体来完成导管的磁导航定位[76,95,96]。在第一代机器人系统中，采用摩擦轮驱

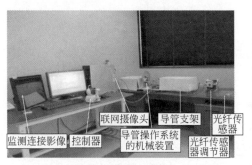

(a) 第一代机器人系统

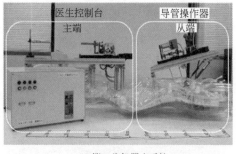

(b) 第二代机器人系统

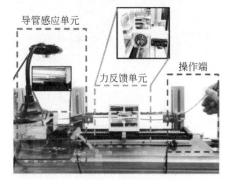

(c) 第二代主端操作器

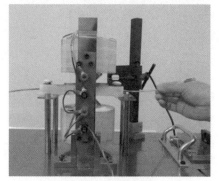

(d) 第三代主端操作器

图 1.18　日本 Kagawa University 的 Shuxiang Guo 教授团队
研制的血管介入手术机器人系统[13,49,50,52]

动方式，利用弹簧预紧力完成滚轮对导管的压紧，并使用滚轮的转动来实现导管的直线运动和旋转运动[52,97,98]。在第二代和第三代机器人系统中，摒弃了利用摩擦力的方式，通过模仿医生的操作形式，利用往复移动方式来实现导管的推送。该种方式能够降低导管表面损伤，并且能够更精确地测量出导管的操作力[50,51,54,56,99-101]。第二代机器人系统的主端操作器，采用与真实导管操作相同的往复推送方式，并且实现了力反馈功能[50,51,54]。此外，Shuxiang Guo 团队还开发出了多代主端操作器，如图 1.18(c) 和 (d) 所示，其分别采用电磁和磁流变液来实现力反馈操作，并且利用常规导管作为主端操作手柄，能够最大限度地利用医生现有操作经验[13,49,101]。同时，在团队设计的主端操作器基础上，开发出了多代手术虚拟训练系统[47,48,102,103]。

美国 University of Illinois at Urbana-Champaign 的 Naveen Kumar Sankaran 等人在 2018 年设计了一种血管介入机器人系统[104]，如图 1.19 所示。该机器人系统由感应模块和机器人模块组成，感应模块用来采集操作者的操作信息，机器人模块用来操作导管或导丝，能够实现导管或导丝直线运动和旋转运动控制。该机器人系统感应模块适用于现有常规导管或导丝，医生可以利用现有导管或导丝来实现对机器人模块的控制，增加了医生手术操作的适应性。同时，其能够根据操作机构的驱动电流来估算导管/导丝的操作力，从而为操作者提供反馈，以提高操作的安全性。

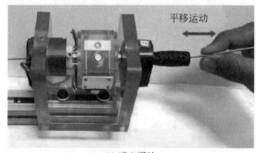 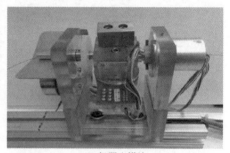

(a) 感应模块   (b) 机器人模块

图 1.19 美国 University of Illinois at Urbana-Champaign 的 Naveen Kumar Sankaran 等人研制的血管介入手术机器人系统[104]

韩国 University of Ulsan and Biomedical Engineering Research Center 的 Youngjin Moon 等人[105] 于 2018 年设计了一种应用于心律失常消融的血管介入手术机器人系统，如图 1.20 所示，其包括主端操作装置和导管控制装置。该机器人在临床应用时能够实现两种不同的主从遥控操作：一种为常规手动控制，另一种通过主端操作装置自动控制，来实现导管末端的操作。同时，研究者设计实验对机器人样机的平稳性、工作空间和遥操作性能进行了测试。实验结果表明，从端机器人能够很好地实现对主端操作装置的主从跟随，平均误差小，时间延迟短，满足机器人遥控操作要求。

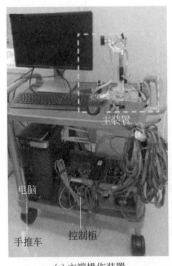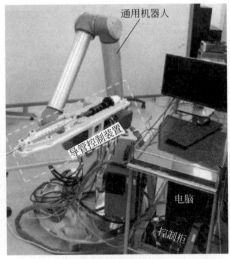

(a) 主端操作装置　　　　　　　　　(b) 导管控制装置

图 1.20　韩国 University of Ulsan and Biomedical Engineering Research Center 的
Youngjin Moon 等人研制的血管介入手术机器人系统[105]

此外，美国 Harvard School of Engineering and Applied Sciences 的 Robert D. Howe 教授团队[106-109]，英国 Imperial College London 的 Guangzhong Yang 教授团队[110-114]，美国 State University of New York（SUNY）at Buffalo 的 Govindarajan Srimathveeravalli 教授团队[115]，加拿大 Western University 的 Rajni V. Patel 教授团队[116-119]，日本 Keio University 的 Kouhei Ohnishi 教授团队[120] 等均对血管介入手术机器人系统做了相关研究，并取得了一系列成果。

1.3.2　国内血管介入手术机器人研究现状

与此同时，国内高校和研究机构也对血管介入手术机器人系统展开了广泛研究。相对于国外研究，国内研究起步较晚。但经过多年的发展，在血管介入手术机器人研究方面也取得了一定进展，代表性的高校或研究机构有哈尔滨工业大学、中国科学院自动化所、北京航空航天大学、中国科学院深圳先进技术研究院、上海交通大学、北京理工大学、天津大学、燕山大学等。

哈尔滨工业大学付宜利教授团队从 2008 年开始对血管介入手术机器人系统

展开了研究，研究内容包括主动导管、导管输送装置、手柄操作装置和图像导航等。对于主动导管的研究，采用形状记忆合金研制出了末端可弯曲的主动导管[121-124]，如图1.21（a）所示。2010年，该团队设计出了一套血管介入手术机器人[125-127]，如图1.21（b）所示，该机器人导管输送装置采用摩擦轮驱动的方式，利用两个摩擦力的挤压作用完成对导管的夹持，并在步进电机的驱动下可实现导管的旋转和直线运动。该机器人系统的手柄操作装置采用两组电机与丝杆配合，来完成操作者的直线与旋转操作。此外，该团队通过将电磁跟踪（EMT）获取的路径数据和CT图像中获取的中心线数据相结合，提出了机器人导航方法[128,129]。

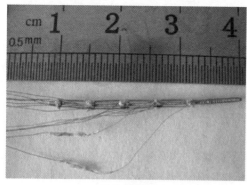
(a) 主动导管

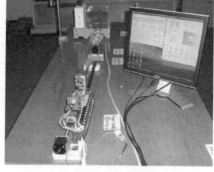
(b) 血管介入手术机器人

图1.21　哈尔滨工业大学付宜利教授团队研制的血管介入手术机器人系统[121,127]

中国科学院自动化所侯增广研究员团队于2014年设计完成了一套血管介入手术机器人系统[130,131]，如图1.22所示。该机器人系统由双指机械手和操作台

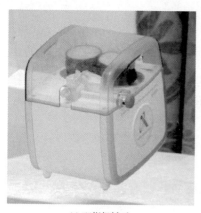
(a) 双指机械手

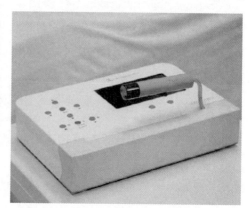
(b) 操作台

图1.22　中国科学院自动化所侯增广研究员团队研制的血管介入手术机器人系统[130]

组成。双指机械手采用两个摩擦轮来完成对导管的夹持，并通过电机驱动实现导管的旋转和直线运动的控制。操作台包括操作界面和操作手柄，操作者通过控制操作手柄，实现直线运动和旋转运动。通过模型实验验证了导丝和球囊的推送性能，实验结果表明，该机器人系统能够成功完成导丝和球囊的推送。此外，该团队在导管运动的缩放控制、图像导航和导丝虚拟等方面也进行了相关研究[132-135]。

北京航空航天大学王田苗教授与刘达教授团队在 2010 年设计了一套血管介入手术机器人系统[136-139]，如图 1.23 所示。该机器人系统由从端推进机构和主端操作装置组成，从端推进机构通过机械臂固定在手术床上，主端操作装置采用现有商业化力交互设备。从端推进机构采用两对摩擦轮挤压的方式来实现导管的夹持，并通过电机驱动摩擦轮旋转来带动导管的前进。摩擦轮整体固定在转盘上，利用转盘的转动来实现导管的旋转操作。同时，该机器人系统还可以提供三维图像导航，实现对医生手术操作的辅助作用。此外，该团队还自主设计了主端操作装置，其操作手柄设置在滑块上，能够随医生手部直线运动而移动，并通过绳索驱动将直线运动转化为旋转运动，从而利用编码器来完成对直线运动信息的采集[140]。

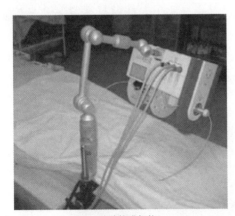
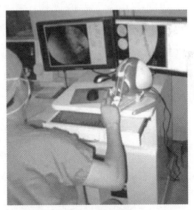

(a) 从端推进机构　　　　　　　　　　　　　(b) 主端操作装置

图 1.23　北京航空航天大学王田苗教授与刘达教授团队研制的血管介入手术机器人系统[138]

中国科学院深圳先进技术研究院王磊研究员团队在 2018 年设计了一种新型血管介入手术机器人系统[141,142]，如图 1.24 所示。该机器人系统能够利用直线推动装置和旋转驱动装置来实现手术过程中导管的推送和旋转。同时，提出了一种用于心血管通路间隙补偿的自适应系统，该自适应系统由神经模糊模块组成，模块能够根据误差力控制模型中计算的接触力和运动信号来对血管通路间隙进行预测。研究者通过血管模型实验验证了该方法的可行性，其能够有效减少心血管通路中的侧隙。此外，该团队对主动控制中导管跟踪精确性做了相关研究。

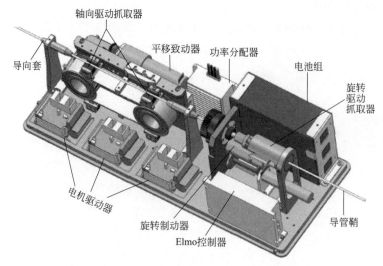

轴向驱动抓取器
平移致动器
功率分配器
导向套
电池组
旋转驱动抓取器
电机驱动器
旋转制动器
Elmo控制器
导管鞘

图 1.24　中国科学院深圳先进技术研究院王磊研究员团队研制的血管介入手术机器人系统[141]

上海交通大学王坤东副教授等人于 2018 年研制出了一种血管介入手术机器人[143,144]，如图 1.25 所示。该血管介入手术机器人由四个机械手组成，用来模拟医生和助手共四个手的操作。机械手设置在横梁上，并通过绳索驱动来控制。每个机械手有三个自由度，可实现推送、旋转和夹持，机器人通过控制面板的操作摇杆能够实现对机械手的控制。由于控制面板采用操作摇杆来实现控制，该机器人缺乏手术操作力反馈功能。在前期研究过程中，该团队也对手术机器人的运动控制机构及方法做了相关研究[145,146]。

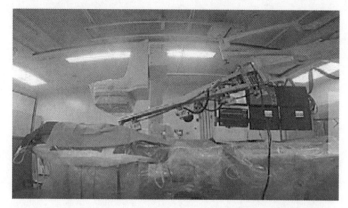

图 1.25　上海交通大学王坤东副教授等人研制的血管介入手术机器人[144]

天津大学左思洋教授团队于 2018 年设计了一种可变刚度导管系统[147]，如

图 1.26 所示。该系统采用步进电机来实现导管的推动，为了实现导管的变刚度控制，采用了一种具有水冷结构的形状记忆聚合物管。同时，将四个光纤传感器连接到导管末端，以监测导管末端接触力情况。实验结果表明，该驱动单元能够实现线性和旋转运动。此外，实验验证了降低光纤力传感器温度影响和检测导管末端接触力的可行性。

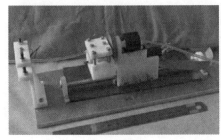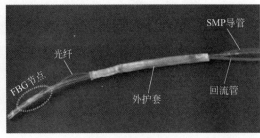

(a) 导管推进装置   (b) 可变刚度导管

图 1.26　天津大学左思洋教授团队研制的血管介入手术机器人系统[147]

上海交通大学谢叻教授团队于 2018 年开发出了一套血管介入手术机器人系统，如图 1.27 所示。该系统由主端操作器和从端操作器组成。主端操作器采用商业化力交互设备，从端操作器由导丝驱动模块、球囊导管驱动模块、血管造影注射器驱动模块和导丝/导管支撑模块组成，能够实现 4 个自由度运动[148,149]。该机器人系统主要应用于推送导丝和球囊导管以及注射造影剂，并通过动物实验验证了其操作的可行性。此外，该团队前期还对力觉交互设备、手术系统等进行了相关研究[150-154]。

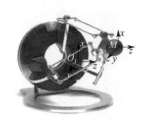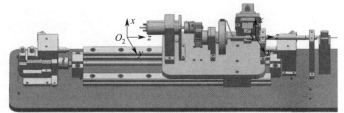

(a) 主端操作器   (b) 从端操作器

图 1.27　上海交通大学谢叻教授团队研制的血管介入手术机器人系统[148]

燕山大学王洪波教授团队于 2014 年研制出了一种心脑血管介入手术机器人系统[155-159]，如图 1.28 所示。该机器人系统由主手和从手组成。从手通过机械臂与手术床固定，其由固定指、夹持指、移动指和旋转指组成，将导管的直线运动和旋转运动分开控制，移动指实现导管的移动控制，同时采用同步带旋转的方式将导管夹持并进行旋转控制。主手可以进行直线操作力反馈，其通过绳索驱动将移动滑块与磁粉制动器进行连接，利用磁粉制动器来输出反馈力。

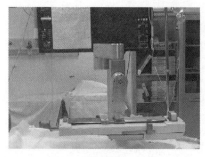 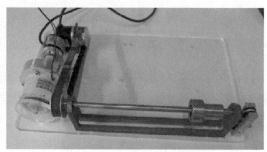

(a) 从手　　　　　　　　　　　　　(b) 主手

图 1.28　燕山大学王洪波教授团队研制的心脑血管介入手术机器人系统[155,156]

北京理工大学段星光教授团队在 2011 年研制出一套血管介入手术机器人系统[160-165]，如图 1.29 所示。该机器人系统同样由导管推进装置和主端操作装置组成。主端操作装置采用商业化力交互设备，可采集操作者的直线运动和旋转运动。导管推进装置利用滚轮夹持导管，可实现导管直线和旋转 2 个自由度的操作。同时，该机器人采用五自由度调节机械臂，能够对导管的输送角度进行精确调节。

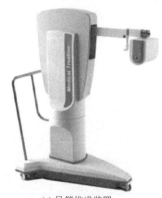 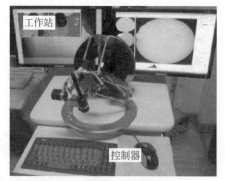

(a) 导管推进装置　　　　　　　　　　(b) 主端操作装置

图 1.29　北京理工大学段星光教授团队研制的血管介入手术机器人系统[160,161]

此外，国内其他高校或研究机构对血管介入手术机器人也开展了相关研究，如香港大学 Wayne Luk 教授团队[166]、天津理工大学郭健教授团队[167-173]、南京航空航天大学陈柏教授团队[174-177]、中国科学院深圳先进技术研究院 Peng Zhang 等人[178]。

由国内外研究现状分析可知，国内外企业、高校及研究机构针对血管介入手术机器人系统的研究均取得了一系列研究成果，并在一定程度上可以满足血管介入手术操作要求。血管介入手术机器人系统的主要特点如下：

① 机器人系统均采用主从式操作方式。将系统从端操作器设置在病患端，将主端操作器设置在医生端，主从式控制既可以采用同城设置的有线通信，也可以采用异地设置的网络通信方式。采用有线通信时，主端操作器（医生端）设置在手术室外的近距离隔离区内，将医生从射线工作环境中解放出来。而采用网络通信时，主端操作器（医生端）可以设置在距离病患端（手术室）遥远的异地，能够有效地延伸医生技能，扩大手术的覆盖范围，降低复杂手术对于专家的地域依赖性。

② 机器人系统从端操作器能够提供至少 2 个自由度的导管操作运动。在血管介入手术过程中，导管相对血管切口的运动有前进或后撤的轴向运动，以及绕导管自身的旋转运动，在满足手术操作要求的前提下，对导管的操作需要提供至少 2 个自由度。在多数研究中，因导管相对血管只有直线运动和旋转运动，机器人系统一般提供 2 个自由度操作。部分研究中，对导管进行了改造，增加了导管头部旋转的控制，提高了导管的可操作性，增强了导管跨越血管分支的能力。由于该种方式在一定程度上增加了导管尺寸，一般情况下只适用于心脏手术。

③ 机器人系统主端操作器的设计形式多样化。机器人系统主端操作器的功能为采集医生手部的操作动作，将信号传递至从端操作器来实现对导管的控制。根据主端操作器与从端操作器机构构型的差异，分为同构式和异构式。采用同构式设计方式的主端操作器，其结构及运动形式与从端操作器相同，此种设计方式的优点是主从系统的控制简单便捷。采用异构式操作方式的主端操作器，其根据具体的手术操作要求，如脑血管介入手术和腹腔介入手术操作方式的不同，设计出专用操作手柄，便于医生操作。在异构式主端操作器中，为了增加医生操作的舒适性，通常采用设置冗余自由度的方式，因此主端操作器的自由度常常大于从端操作器的自由度。

④ 机器人系统采用不同的信号反馈方式来辅助医生进行手术操作。导管/导丝的运动信号主要有位置信号和碰撞信号两种，前者反映出导管/导丝在血管中的运行位姿，后者表征导管/导丝与血管壁之间的碰撞关系。目前，血管介入手术机器人系统中采用的信号反馈方式有视觉反馈和力反馈两种。然而，大部分研究采用视觉反馈来辅助医生手术操作，也有部分研究引入了力反馈。将视觉反馈和力反馈进行结合，可以更全面地再现导管/导丝的运动信息，增加手术的安全性。

1.4 自主/半自主手术机器人研究现状 ▶▶

自主机器人指任务的一部分或全部由智能机器人系统完成[179]。自 1985 年第一台手术机器人研制成功以来，国内外学者一致致力于将自动化技术与外科手术相结合。与传统手术相比，机器人自主手术要求系统可以实时感知手术环境和病人状态，在不同手术状态下适应环境的变化并做出决策[180]。手术自主化可以应用于手术过程中的不同阶段，包括信息处理和获取、手术规划、手术动作的决策和执行。信息处理和获取阶段的手术自主化包括采用图像处理和模式识别技术进行术前医学图像（如 CT 和 MRI）的特征识别或分割[181]。在手术规划阶段，自主系统根据手术环境信息做出判断，并为医生提供自主规划的手术路径或穿刺点。在手术动作决策和执行阶段，首先实现手术路径与患者的匹配，然后机器人完全自主地或在人类的辅助下进行手术路径的寻迹。

帝国理工大学 Yang 等人于 2017 年在 Science Robotics 刊文，根据系统对人类医生的依赖程度，将医疗机器人的自主化水平划分为六个等级[182]：

Level 0-No autonomy（非自主），如主从遥操作机器人和义肢，其完全遵从使用者的命令。

Level 1-Robot assistance（机器人辅助），机器人为操作者提供机械的引导和辅助。如具备主动约束的手术机器人[183] 和具有平衡控制功能的下肢外骨骼装置。

Level 2-Task autonomy（任务自主），机器人自主完成特定的手术任务，与Level 1 的区别在于操作者间歇性地而非连续地控制机器人。

Level 3-Conditional autonomy（条件自主），系统规划出若干策略，由操作者选择并确认一种策略，然后由机器人自主执行该策略。如可以识别穿戴者运动意图的主动下肢装置，无须穿戴者直接控制。

Level 4-High autonomy（高度自主），机器人可以做出医疗决策，但是由人类医生进行监督。其可以看作机器人住院医师，在上级医师的监督下完成基本的医疗工作。

Level 5-Full autonomy（no human needed）（完全自主，不需要人类医生），可以看作"机器人医生"，可以独立完成整个医疗过程，目前只是一个科学概念，短期内难以实现。

此外，加利福尼亚大学的 Yip 和 Das[180]，从控制方式的角度，将手术机器人自主化水平划分为四个等级：

Direct control（直接控制），人类医生在直接手动控制或远程控制方式下完全控制手术机器人，如达·芬奇手术机器人。

Shared control（共享控制），人类医生和机器人同时控制同一手术器械或不同手术机械[184,185]。如约翰斯·霍普金斯大学研制的应用于视网膜显微外科手术的 Steady Hand 手术机器人[186,187]，医生控制手术器械完成所有的手术动作，但机器人会施加一个与手术器械头端操作力成比例的反抗力，从而实现对医生手部生理震颤的抑制。通过此共享控制方式，Steady Hand 手术机器人可以将操作精度控制在亚毫米级。

Supervised autonomy（有监督自主控制），医生对高层级手术任务的决策保留控制权，由机器人完成具体的手术动作。如斯坦福大学研制的 CyberKnife 手术机器人系统，针对肿瘤的放射治疗自动生成术前手术规划，医生调整自动生成的手术规划以确保手术安全，然后由机器人自主执行手术操作[184]。Chow 等人对达·芬奇手术机器人有监督自主缝合手术进行了研究[188]。

Full autonomy（完全自主控制），手术机器人系统完全替代人类医生的角色，规划并执行完整的手术过程。完全自主的手术机器人在短期内难以实现，但具有潜在的优势，如可以为患者提供符合个体性差异的针对性治疗，同时使偏远地区的患者也可以接受更优的手术治疗。

无论何种对自主手术机器人的定义方式，随着手术机器人智能化水平的不断提升，机器人和人类医生在机器人辅助手术中的任务划分将愈加合理化。虽然目前来讲，对于完全自主的手术机器人，存在尚未解决的技术问题和伦理限制，但毫无疑问，介于非自主和完全自主中间状态的多种手术机器人系统，提高其智能化水平，可以为患者、医生带来诸多益处。人类医生对于高层级手术任务的判断决策能力较强，但由于生理性震颤等原因导致手术操作精度相对较低，同时医生高度疲劳会导致其注意力下降，从而更容易产生误操作。而自主手术机器人可以降低人类自身因素的影响，通过结合机器人的多自由度、高精度空间定位能力和人类医生的高层级认知决策能力，使得手术效果得到大幅的提升和改善，不同程度地促进传统外科领域的变革和发展[17,184,189,190]。

现有手术机器人自主化主流方法可以分为三类：预先规划运动或约束、视觉伺服追踪、示例学习[180]。

预先规划运动或约束是最直接的手术机器人自主控制方式，机器人执行术前规划好的固定的动作序列，不能根据动态的手术状态进行自适应调节，如 Endo-Bot 自主缝合机器人系统[185,191]，如图 1.30 所示，此控制方法虽然在固定的手术环境和手术任务下可以自主完成手术，但是不适用于针对软组织的手术。

RoboDoc 系统可以实现股骨铣削手术中的运动规划[192]，首先在患者腿部放置钛定位针作为基准标记[193]，系统根据术前 CT 图像规划手术路径，并根据基准标记点进行配准。医生对规划的手术路径进行确认，机器人在医生的监督下根据手术路径自主完成股骨铣削手术。预定义约束规定术中机器人不可达的操作区域，典型的控制方法为虚拟夹具[183]。如 ACROBOT 矫形外科手术机器人系统，首先生成骨组织的三维模型，然后根据医生指定的手术范围定义约束区域，当医生的手术操作超出安全区域时，系统通过力反馈限制医生的进一步手术动作。类似的如 RIO 机器人系统[194]，同样采用虚拟夹具技术并通过力反馈限制医生手术动作区域，不同之处在于其可以根据标记点追踪组织运动并更新虚拟夹具。

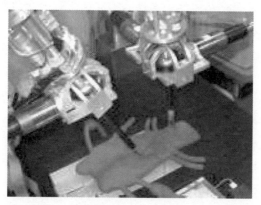

图 1.30　EndoBot 自主缝合机器人系统[185,191]

视觉伺服追踪指在自主机器人系统的控制回路中使用图像信息作为反馈。典型的如机器人自主软组织手术，其难点在于可变形软组织实时跟踪和图像配准[195]。而实时的医学图像为软组织的可视化定位提供了一种有效的解决途径[196]。通过图像识别手术器械和组织本身就是一个难点，借助于标记点则可以通过其他成像方式实现手术器械和组织的空间定位[197]。约翰斯·霍普金斯大学研发的 STAR（Smart Tissue Autonomous Robot）软组织缝合手术机器人系统[198-200] 如图 1.31 所示。手术过程中，虽然软组织因患者生理运动和手术器械作用力而发生变形和运动，但该系统采用近红外荧光成像技术实时追踪软组织表面预先固定的多个标记点，进而通过自主缝合算法生成手术路径。手术路径可以由算法根据伤口长度和组织厚度自动生成，也可以由医生指定缝合点，然后由算法采用三维曲线拟合缝合点。手术过程中，医生可以调整手术路径，从而实现有监督的机器人自主缝合手术。实验结果表明，相对人工缝合手术，机器人自主手术缝合一致性提高 4 倍，手术效率提高 5 倍，相对医生使用腹腔镜器械手术，手术速度提高 9 倍。

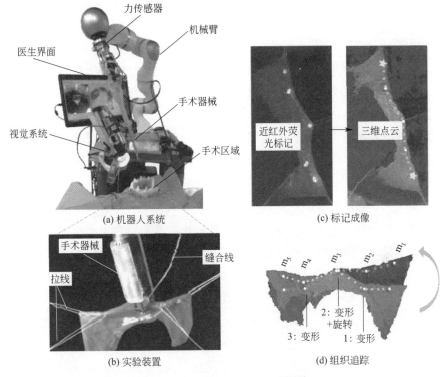

图 1.31　STAR 机器人系统[198-200]

内窥镜相机自主控制是另一个典型的将视觉伺服追踪应用于外科手术的研究领域。内窥镜手术中，通常由助手医生手动控制内窥镜相机的移动，为主刀医生提供更加清晰全面的视野。研究表明，相对人工控制方式，自主控制方式每小时可以减少约 7 倍的内窥镜相机修正次数[201]。自主内窥镜相机需要根据医生的意图进行移动，而识别医生的意图本身就是一个难点。Pandya 等人[202] 假设手术器械的位置可以表征医生注意力集中的位置，从而通过追踪手术器械位置来表征医生的运动意图。此外，Computer Motion 公司研发出一种机器人内窥镜系统——AESOP 系统，通过颜色来分辨组织和手术器械，并通过自主移动内窥镜相机将手术器械保持在视野中特定区域[203]。另一种医生意图识别方法是追踪医生的凝视[204]，通过眼部追踪技术判断医生凝视的位置，从而自主移动内窥镜相机[205] 或者其他辅助器械[206]。然而，视觉伺服追踪的方法受到成像方式的限制，在一些特殊的外科手术领域并不适用。例如，虽然在心血管介入手术中所使用的导管可以搭载微型相机，实现血管内实时成像，但对于脑血管介入手术，由于颅内血管尺寸限制，现有临床导管无法搭载成像设备，因此只能依靠外部成像设备提供实时 DSA 血管造影图像，而 DSA 造影方式无法在血管腔内施加固定点的标记。因此，上述视觉追踪的方法，不适用于脑血管介入手术的机器人自主/半自主导航。

示例学习是一种启发式学习方法，有效地避免了耗时的人工运动规划编程[207,208]，为手术机器人的自主控制问题提供了另外一种解决思路[209-212]。需要指出的是，专家手术操作示例信息不仅包括手术器械的运动信息和视频，还包括手术区域外的其他信息（如医生的动作、语音等）。虽然手术器械运动信息和视频是最直接的代表医生操作示例的方式，但是其他形式的传感信息可以提供更加丰富的与医生手术操作相关的信息。常用的医生动作建模方法包括隐马尔科夫模型[213]、行为树[214]、神经网络[215]等机器学习方法。目前的人工智能技术还难以仅通过手术视频或运动序列学习复杂的多层级手术任务。为了方便对人操作示例中的手术任务进行分析，复杂的手术任务通常被分解为更简单的动作或者次级任务。目前已有相关研究通过达·芬奇手术机器人系统记录的手术视频和动作信息，对机器人手术动作的分割算法进行研究[216]。Murali 等人将深度学习技术用于手术动作的分割，将网络模型在非手术图像数据库中进行训练[217]。目前，手术任务的分割依然是一个未解决的难题，它涉及的难点包括为高度差异性的时序数据做标签。部分自主手术机器人系统通过学习人类操作示例成功实现了低层级手术任务的自主化。德国慕尼黑大学研发的 EndoPAR 系统采用基于 25 个专家医生操作示例训练的 RNN 网络（Recurrent Neural Networks，循环神经网络）实现了缝合手术中的自主打结[215]。类似地，Murali 等人将示例学习方法用于清创手术和组织切割手术，如图 1.32 所示[218]，首先将示例操作分割为基本动作，如插入、夹持、撤回，进而建立有限状态机，最终实现机器人自主清创手术和组织切割手术。

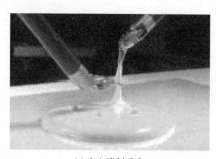
(a) 自主清创手术

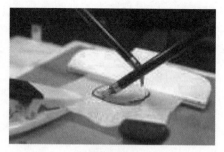
(b) 组织切割手术

图 1.32　Murali 等人基于示例学习的自主手术[218]

鉴于机器人自主手术的优势，国内外学者对自主血管介入手术机器人进行了初步研究。名古屋大学的 Fukuda 等人研制出一种可以自动递送导管的血管介入手术机器人[79]，如图 1.33 所示，其使用磁传感器追踪导管头端位置并计算其运动速度，作为闭环控制的反馈。硅胶血管模型内的实验结果表明，该系统可以完成对导管的自动递送，可以达到 6.14mm/s 的递送速度，速度控制误差主要来源于导管与血管壁间的摩擦力；最大定位误差为 7mm，路径重建误差取决于血管直径。该方法不能实现不同血管解剖结构下的导管自主操作，同时不能利用医生的手术操作经验。

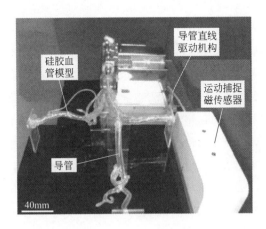

图 1.33　名古屋大学 Fukuda 等人研制的血管介入手术机器人[79]

帝国理工大学 Yang 等人首次基于示例学习的方法，采用人类医生和机器人共享控制的方式，对血管介入手术机器人导管自主操作进行了研究[213]，如图 1.34 所示。医生在硅胶血管模型中进行模拟手术操作并获取操作示例（5 位专家医生，100 个操作示例），利用机器人装置内部的旋转编码器采集医生手术过程

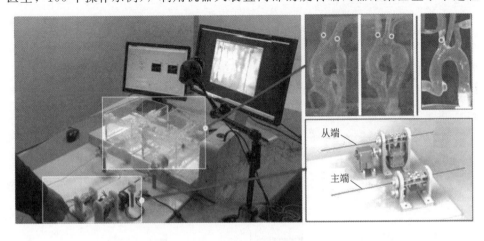

图 1.34　帝国理工大学 Yang 等人研制的血管介入手术机器人[213]

中导管的轴向和扭转动作序列以表征医生的手术过程。首先将导管操作任务手动分解为基本手术操作的序列（包含推、拉、顺时针旋转、逆时针旋转四种操作），然后使用隐马尔可夫模型对基本手术操作序列间的时序关系进行建模，此模型可以为机器人驱动器生成手术操作动作命令，对操作者输入动作进行识别来修正机器人动作输出，并预测机器人未来的动作输出。该方法实现了医生手术操作经验的学习，在同一血管模型下可以实现导管的自主操作。针对不同患者血管的解剖结构差异性问题，Yang 等人通过示例学习（3 个不同血管形状的硅胶血管模型，每个血管模型采集 6 个手术操作示例，操作示例包含导管头端运动信息、导管尾端轴向和扭转动作信息），利用非刚性匹配算法建立导管头端轨迹与血管中心线间的映射模型，可以针对不同的血管解剖结构对导管头端路径进行规划，采用混合高斯模型建立导管尾端操作动作与导管头端路径的映射模型，从而实现不同血管解剖结构下的导管自主操作[113]。该方法虽然通过血管中心线考虑了不同血管解剖结构的影响，但是忽略了血管轮廓对导管操作的影响，同时该方法生成固定的导管头端路径和导管尾端动作序列，且导管头端路径起始点固定，但是实际血管介入手术过程中，由于血管和导管均为柔性体，其变形和平移无法准确预测，固定的手术操作序列显然无法适应这样动态变化的未知手术环境。

综上所述，相对于传统完全由医生控制的手术机器人，自主手术机器人具有明显的优势，可以提高手术精度和治疗一致性，使手术器械具有更高的灵活性，更有效地利用医学图像信息；更重要的，通过机器学习方法，可以实现医生手术经验的学习并应用于手术机器人一定程度的自主控制，以突破人类医生的自然生理限制。然而，目前自主手术机器人大多应用于骨科手术等面向刚性人体组织的手术领域；即使有已成功实现的软组织缝合术、切除术、心脏消融术等机器人自主手术，其机器人系统的末端执行器也全部为刚性可控的手术器械（如手术钳、可控内窥镜）或主动可控的导管。与其他领域手术相比，血管介入手术在手术器械（柔顺的导管、支架、弹簧圈等）、手术方式（经血管腔到达病变部位）、手术环境（柔顺脆弱的血管壁、斑块、肿瘤等）、成像方式〔术前 MRA（Magnetic Resonance Angiography，磁共振血管成像）或术中 DSA（Digital Subtraction Angiography，数字减影血管造影）〕等方面皆有其特殊性，导致血管介入手术机器人自主化尚处于初步研究阶段，存在诸多尚未解决的理论问题和技术难点。

1.5 现有研究存在的问题及启示　▶▶

目前，血管介入手术机器人系统的特点大致如上所述，但血管介入手术机器人系统的研究还存在相关不足，主要有以下几个方面：

（1）复杂手术环境下导管/导丝协同操作缺失

在实施血管介入手术时，医生双手分别操纵导管和导丝，利用导管/导丝的配合作用，绕过血管分支并最终达到指定位置。在该过程中，导管起到支撑与辅助作用，导丝起到导向与定位作用。对于一些简单手术的实施，如主动脉弓造影，经验丰富的医生可以仅凭借导管来完成手术。但对于复杂手术环境下的操作，如血管分支选择、脑部手术等，则需要同时利用导管的支撑与辅助作用和导丝的导向与定位作用，才能使导管顺利地从主动脉弓进入左颈总动脉等血管中。目前，血管介入手术机器人系统大都单独推送导管或导丝，来实现导管或导丝的精确定位，而对于临床中的复杂手术环境下的手术操作，则无法利用该种方式完成。

（2）力觉与操作模式融合的手术临场感不足

血管介入手术机器人为医生提供的临场感，主要体现在手术力觉再现和手术操作模式还原上。力反馈技术通过力觉再现的方式，将位于手术室中医生对导管/导丝的操作感知实时准确地反馈给手术室外的医生，让医生有沉浸感，为医生的准确操作提供判断依据。力反馈能够真实反映出导管与血管的碰撞情况，是手术安全性的必要保障。目前研究中常采用力矩电机作为动力部件，通过实时改变力矩电机的电流来达到改变力矩电机输出扭矩的目的。力矩电机常采用电流环的开环控制，控制精度有限。对于利用诸如磁流变液等被动式力反馈技术，该种方式的力反馈具有耗散性，与主动式力反馈相比稳定性更好。但因其无法主动补偿外界环境所产生的干扰作用，如摩擦力、黏滞力等，使得其应用场合受到限制。

血管介入手术机器人是将医生手部的动作进行采集，并精准地进行再现。因此，血管介入手术机器人要求能够尽可能还原医生的操作方式，能够充分利用现有操作经验，完成灵巧手术的操作，提高手术成功率。目前，对于血管介入手术机器人的研究中，无论是采用商业化的力反馈输出机构，还是自制的异构式主端操作器，其操作模式均与医生传统操作存在一定区别。采用该类主端操作器后，医生并不能完全发挥出其现有临床手术经验。

（3）缺乏系统化的手术安全策略

无论是传统的心脑血管介入手术，还是利用机器人辅助实施的介入手术，手术的安全性是其中的核心问题。目前对手术操作安全性的影响因素主要体现在三个方面：

① 血管损伤或破裂。在实施心脑血管介入手术时，导管和导丝无法避免地与血管发生摩擦和碰撞，微小程度的血管损伤不利于病人术后恢复，严重的血管损伤甚至血管破损则会引发医疗事故。

② 不合适及危险操作。在医生意外实施不合适甚至危险操作时，从端操作器直接复制再现该操作，造成手术危险。

③ 操作连续性差。当发生危险操作时，常用手段是切断电源，或切断主端操作器与从端操作器之间的通信。在危险操作处理结束后，需要重启电源或控制程序，医生需要再次进入手术状态。该种方式严重影响了医生手术操作的连续性。

繁杂的非手术操作极易引发医生的不适与烦感，不利于医生经验技巧的发挥。因此，目前的介入手术机器人所采用的安全机制不仅增加了手术难度，降低了手术效率，而且没有从机构、人和控制三个方面去综合考虑，来形成系统化的安全策略。

（4）现血管介入手术中医生经验技巧的自主学习困难，且血管介入手术状态与操作信息检测有干扰

血管介入手术为复杂性高风险手术，手术过程中，医生需要根据对 DSA 影像中体现的视觉手术状态（包括人体组织解剖学特征、导管形态及走形、导管与血管壁间空间关系）和手部感受到的导管操作力状态，快速做出手术判断和操作决策。医生的手术经验技巧中既包含显性知识（能够被人类以一定符码系统加以完整表述的知识，如语言、数学公式、图表等诸多符号形式），也包含大量的隐性知识（与显性知识相对，指难以被人类以符码系统加以完整表述的知识，如技能类的技巧、经验和诀窍，认识类的直觉、感悟和洞察力等），难以进行显式的描述和建模；同时，由于传感信息的缺失，即使针对显性知识部分，大多也无法进行定量描述和建模。医生手术经验技巧的自主学习成为限制血管介入手术机器人自主化水平提高的瓶颈问题。

现有血管介入手术机器人系统大多采用与并联结构基座相连的操作杆，医生手部动作与真实手术中动作不符。部分研究采用串联结构操作杆，医生通过对操作杆施加推、拉、扭转操作进行从端操作器的控制，该操作方式与传统手术中医生手部动作同构。但是，无论并联结构操作杆还是串联结构操作杆，皆为刚性连杆结构，其物理特性和尺寸与真实导管间存在较大的差异性，导致人机交互性差，不利于医生手术技巧的发挥。尽管部分研究采用导管作为操作手柄，因采用摩擦轮、齿轮同步带等传动机构而产生附加摩擦力，依然会影响手术状态信息和操作信息的检测。

（5）手术环境信息感知不完备

现有研究采用非刚性匹配方法，通过不同血管中心线间的匹配，根据示例操

作路径生成目标血管中导管头端手术路径。然而，仅考虑血管中心线特征的非刚性匹配方法，存在一定限制。血管介入手术中，导管沿血管腔内壁行进，血管轮廓对导管头端的行进路径具有重要影响。现有方法对血管轮廓信息感知的缺失限制了血管介入手术机器人自主化水平的提高。

（6）被动柔顺导管的自主控制困难

现有自主手术机器人系统均采用刚性的手术器械或可控的导管，可以通过建立系统运动学模型与动力学模型准确预测和控制手术器械末端的位置，从而对手术路径实现精确的寻迹。然而，在使用被动柔顺导管的血管介入手术中，无法准确预测和控制导管末端位置。同时，导管在行进过程中与血管间的复杂作用力导致导管发生无规律的、无法预测的变形，现有方法采用混合高斯模型（Gaussian Mixture Models，GMM）方法生成固定的导管尾端操作动作序列，无法适应动态变化的手术状态。被动柔顺导管的自主控制困难也限制了血管介入手术机器人自主化水平的提高。

（7）现有血管介入手术机器人人机协作程度低

现有血管介入手术机器人自主化水平多介于 Level 0 到 Level 1 之间，大多根据从端机器人导管操作力检测信息，通过力反馈技术为操作者提供精确的触觉反馈。有研究通过设定导管操作力安全阈值以实现机器人在异常状态下的自动锁定；Yang 等人采用机器人控制导管-操作者控制导丝的人机协作方式。此类方法中，人类医生认知决策能力与机器人自主决策能力的融合程度依然较低，难以达到"人机自然协同"。

1.6　本书内容

本书针对上述血管介入手术机器人人机协作需要解决的关键问题展开研究，主要包括主从式血管介入手术机器人系统研究、动态非结构环境下导管头端手术路径实时规划算法、被动柔顺导管手术动作自主决策算法、血管介入手术机器人人机协作策略等内容。具体如下：

第 2 章：主从式血管介入手术机器人系统构成。

首先概述了血管介入手术，包括血管介入手术的总体介绍、导管室及手术器械介绍、临床手术步骤。然后对血管介入手术机器人的功能需求进行了分析，详细介绍了血管介入手术机器人系统的技术要点。最后详细叙述了血管介入手术机器人系统构成，对机器人系统的总体设计框架进行了介绍，为机器人系统的整体设计提供了参照。

第 3 章：双滑块式血管介入手术机器人从端操作器。

提出了一种双滑块式协同操作方法，根据该方法完成了双滑块式血管介入手术机器人从端操作器的概念设计、结构设计，包括夹持机构设计、模块化无菌操作设计和力学测量机构设计等，并对其性能进行了测评。

第 4 章：高临场感血管介入手术机器人主端操作器。

提出了一种主动-被动混合式力反馈方法，首先对现有的主动式力反馈和被动式力反馈方式进行改进，完成了基于磁粉的被动式力反馈和基于位置环-传感器闭环控制的主动式力反馈方案设计，构建了主动-被动混合式力反馈模型，给出了力和力矩高精度反馈实现方法。通过两者融合，实现了血管介入手术的直线力反馈和旋转扭矩反馈。同时，将医生现有操作模式（包括运动模式与器械尺度）与混合式力反馈方法进行结合，完成了机器人主端操作器的概念设计、结构设计和性能验证。

第 5 章：血管介入手术机器人安全策略。

提出了临床手术分层操作概念，将医生具体的手术操作根据操作力信息进行分层划分。根据该分层操作的概念，将机构、人和控制三个方面融入安全策略的设计中，形成了机构-人-控制共同实施的多方位手术安全策略，解决机器人辅助实施手术所引入的不合适及危险操作、操作连续性差的问题，并将传统血管介入手术中的血管损伤或破裂大幅减小，提高了利用机器人辅助实施血管介入手术的安全性。为了能够精确地完成对手术操作的分层，研究了力学测量动态补偿方法，以实现手术操作力的精确测量。

第 6 章：血管介入手术机器人系统性能评价。

对血管介入手术机器人系统进行了性能测评，包括主从跟随性能测评、协同操作性能测评和分层式安全策略性能测评。

第 7 章：血管介入手术机器人人机协作策略。

在导管头端手术路径动态规划和尾端手术动作自主决策的基础上，建立了基于主从动态映射的血管介入手术机器人人机协作策略。首先，提出一种基于导管手术动作决策判别关系的机器人表现模型，进而建立人机信任度模型；同时，基于一维卷积神经网络（1-Dimensional Convolutional Neural Network，1-D CNN）建立导管操作力状态识别模型。然后，以不改变人类医生动作类别为前提，结合人机信任模型和导管操作力状态识别模型，建立一种血管介入手术机器人主从动态映射模型，实现人机共享控制，针对不同手术状态，分别实现精细化、安全性和高效手术操作。最后，结合所建立的血管介入手术机器人系统，分别搭建 CCD相机影像下和手术室 DSA 影像下的实验平台，对所提出的血管介入手术机器人人机协作策略进行特性评价。

第2章

主从式血管介入手术机器人系统构成

2.1 引言 ▶▶

血管介入手术因其创伤小、出血少、恢复快等优点而得到广泛应用。医生在实施血管介入手术过程中因需要长时间穿戴铅衣，易引发肩周炎、颈椎病、腰椎病等慢性疾病。同时，医生长时间在 X 射线下工作，即使穿戴铅衣也无法完全避免射线对身体造成的伤害。为此，将机器人技术引入血管介入手术中，设计主从式血管介入手术机器人系统，实现对医生手术操作的辅助作用。本章首先对血管介入手术进行概述，介绍血管介入手术的基本操作情况、导管室及手术器械、临床手术步骤。其次，对血管介入手术的临床需求进行分析。最后，对主从式血管介入手术机器人系统构成进行详细描述。

2.2 血管介入手术概述 ▶▶

2.2.1 总体介绍

心脑血管疾病已经成为世界性疾病，其发病率和死亡率不断升高，成为威胁人类健康的"头号杀手"[219]。对于心脑血管疾病的治疗，早期主要治疗手段为开放式手术。开放式手术不仅费用昂贵，而且存在不可避免的并发症[220]。相比开放式手术，血管介入手术总体费用相对较低，同时对病患的伤害小，产生的并发症少，患者能够在术后快速恢复[221]，已成为目前的主要治疗手段。

心脑血管疾病的血管介入治疗，具体操作步骤如图 2.1 所示[220]。在患者进入医院后，首先需要确定患者的症状和体征，并对患者病史进行采集，完成患者的体格检查；对患者进行适当的生物化学检查和无创性检查，根据无创性血管检查评估介入治疗风险；在确定具体介入手术治疗方案后，对患者实施介入手术治疗，并对相关并发症进行处理；患者康复后出院，医院提供检查结果并安排无创性随访，了解患者术后恢复情况。所有步骤中，介入手术治疗是核心环节。在介入手术实施过程中，需要在硬件设施、手术器械、血管外科医生等多方的配合下完成。下面将从导管室及手术器械、临床手术步骤两个方面来分别进行介绍。

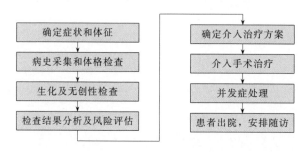

图 2.1　血管介入治疗步骤[220]

2.2.2　导管室及手术器械

导管室区别于传统的开放式手术室，其不仅需要拥有开放式手术室的无菌操作等条件，还需要能够实现经皮介入操作，并具有良好的透视成像等功能[220]。对于透视成像功能的实现，最为常用的为落地式 C 型臂，其图像分辨率高，能够灵活地实现多角度造影。C 型臂能够为医生提供操作图，实现多图像增强定位，为医生介入手术的实施提供安全保障。

手术器械是医生临床手术中直接与患者发生作用的器材。对于血管介入手术，最为常见的手术器械包括穿刺针、血管鞘、导管、导丝、球囊导管、支架等[220]。穿刺针为经皮穿刺时所用，用来打通血管与外界通路，为血管介入手术的实施提供操作入口。血管鞘是在穿刺针穿刺后留在血管穿刺部位的鞘管，其可以保护动脉，避免介入手术治疗耗材对动脉造成的切割损伤，同时可以使术中导管/导丝的交换更为简单和安全。导管和导丝是血管介入治疗的基础，两者相互配合，能够控制血流并为介入手术治疗提供通往病灶的通道，是后续手术治疗的保障。球囊导管的主要功能是对血管狭窄病变部位进行扩张，解决血管堵塞问题。支架是一种圆柱状金属网状物，分为球囊扩张支架和自膨式支架两种，其能够在动脉中释放并张开，支撑血管内壁以达到打通血管通路的目的。

2.2.3　临床手术步骤

（1）穿刺前准备

根据手术需要选择合适的导管和导丝，导管的选择包括导管尺寸和头端形状。用肝素盐水擦洗准备好的导管和导丝，并将导丝穿入到导管中。对患者进行局部麻醉处理，并对患者穿刺部位进行消毒（根据手术需求，一般在股动脉、左肱动脉或腋动脉处进行穿刺）。临床手术中应用的部分血管介入治疗器械如图 2.2 所示。

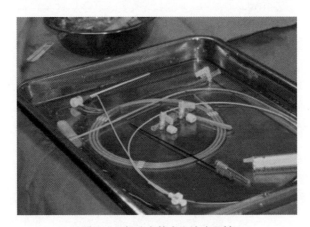

图 2.2　部分血管介入治疗器械

（2）血管穿刺

对患者进行穿刺，打通血管与外界通路，为血管介入手术的实施提供操作入口。具体的穿刺方法分为经皮穿刺和切开，医生根据具体病变情况选择合适的穿刺方法进行穿刺。穿刺结束后，利用扩张器将动脉鞘固定在血管穿刺口。置入鞘管后，撤出扩张器，利用抽吸来确认动脉，并利用肝素盐水进行冲洗。在穿刺入口放置的动脉鞘最大可达 10Fr❶，以保护血管的穿刺口并为介入操作提供便利。图 2.3 为完成股动脉穿刺后的手术现场图。

（3）导管/导丝操作

将导管和导丝沿血管鞘穿入动脉中，借助医生操作经验和图像引导，推送导管和导丝。利用导管的支撑和辅助及导丝的导向和定位作用，通过导管/导丝的推送和旋转，跨过血管分支，到达病灶位置。

---

❶　Fr，生物学名词导管的单位。10Fr 导管直径约 3.33mm。

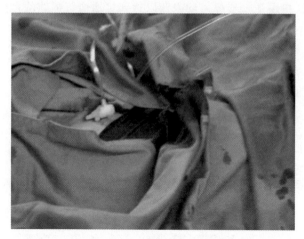

图 2.3　股动脉穿刺后的手术现场

（4）介入诊断或治疗

根据具体的诊疗要求，对患者实施相应的手术操作。当需要对患者进行诊断时，撤出导丝，在导管末端注射造影剂，生成血管三维造影图，为血管病变的诊断提供依据。当需要对血管进行治疗时，根据具体需要放入相应的治疗器械，如球囊、支架等。

（5）术后处理

撤出造影导管、导丝或其他介入器械，拔出股动脉入口的动脉鞘。压迫穿刺部位 15 分钟，完成伤口的止血，使用弹力绷带对穿刺部位进行包扎。术后复查血常规和头部核磁，并密切观察患者病情变化。

2.3　血管介入手术机器人功能需求分析　▶▶

为了避免医生穿戴铅衣长时间在 X 射线下进行手术带来的负面影响，血管介入手术机器人系统需要将医生的操作环境从手术室内移到手术室外，将辐射环境与医生进行隔离。因此，血管介入手术机器人系统的控制需要采用遥操作方式来实现。对于遥操作的具体实现方式，本书介绍的机器人采用主从式结构，即医生在手术室外的控制室内进行操作，机器人系统能够将医生的操作进行复制并在手术室内进行再现，同时将手术室的操作情况真实反馈给医生，让医生有临场感。该种主从式操作由三个基本功能组成：控制室内医生操作信息的采集、医生操作动作在手术室内的执行、手术操作环境在控制室内的再现。

（1）控制室内医生操作信息的采集

医生在实施血管介入手术过程中，常规的操作有：导管的推送、导管的旋转、导丝的推送、导丝的旋转。在该四种操作方式的配合下，能够完成导管/导丝对于血管分支选择的操作，并到达病灶位置。因此，在控制室内需要完成以下功能：采集导管的推送位移、采集导管的旋转角度、采集导丝的推送位移、采集导丝的旋转角度。与此同时，需要将采集的操作信息实时地传递至手术室内，以完成对患者的手术操作。医生临床操作时，在患者旁直接操作导管/导丝等手术器材。长期的操作过程中，医生临床操作经验逐步积累，并且对导管/导丝的外形和质感逐渐适应和依赖。为了能够更好地发挥医生现有的临床操作经验，控制室内的操作装置需要尽可能地与导管/导丝的外形、质感一致。

（2）医生操作动作在手术室内的执行

血管介入手术机器人系统将医生从手术室内转移到手术室外，避免了医生直接在辐射下工作，因此需要在手术室内设置相应的装置来代替医生执行手术操作。实施的主要动作为对导管和导丝的操作，包括导管的推送、导管的旋转、导丝的推送和导丝的旋转。此类动作的实施需要保证运动的精确性，要求高精度地还原医生的手术操作。血管介入操作属于精细操作，不合适的操作易引发血管损伤，甚至会引起血管破裂，进而引发医疗事故。因此，医生动作的高精度还原，对介入手术机器人提出了较高的要求。

（3）手术操作环境在控制室内的再现

医生在长期的手术操作过程中，对于临床经验的积累还体现在对于导管/导丝操作力的感受与有效利用上。将手术室中医生对导管/导丝的操作感知实时准确地反馈给操作室内的医生，真实反映出导管与血管的碰撞情况，让医生有沉浸感，从而能够充分利用医生现有经验，为医生的准确操作提供判断依据。为此，首先需要在手术室内实现对现有操作力输出的精确采集，实时采集出导管和导丝操作的反向作用力。然后，将该作用力传输至控制室，实时精确地形成力反馈，让医生感受到与手术时相同的操作力。通过力反馈的形式再现手术室内的操作情况，能够最大限度地保留医生现有操作经验，提高手术的安全性和操作效率。

根据以上三种基本功能的构成，对于血管介入手术机器人系统的设计，主要技术包括以下几点：

① 高精度定位技术。利用高精度定位技术，对导管/导丝的运动实现精确定位，即精确控制导管/导丝的直线运动和导管/导丝的旋转运动，有效地再现医生的临床操作，降低手术风险。直线运动和旋转运动的机构设计和位置控制算法设计是高精度定位技术的主要研究点。

② 无损夹持技术。对导管/导丝实施高精度定位的前提是能够完成对导管/导丝的有效夹持。导管/导丝夹持不当，不仅容易降低导管/导丝的定位精度，影响操作力的测量，而且会损伤导管/导丝表层，极易在血管中产生血栓，进而影响手术安全。无损夹持技术的研究点主要集中在夹持方式的选择和夹持机构的设计。

③ 高精度力学测量。手术操作力的测量是实现力反馈的基础，手术操作力的测量包括导管推送力、导丝推动力、导管旋转扭矩和导丝旋转扭矩。导管/导丝操作过程中，运动频繁且两者存在相互干涉。运动方式、运动速度、转动速度、操作力、操作力矩、结构装配等均会对测力产生严重影响。高精度力学测量的研究难点在于测力机构的设计及动态力学补偿方法。

④ 多轴运动信息采集。手术过程中需要实时采集医生手部的操作信息，包括导管/导丝直线操作信息和导管/导丝旋转操作信息。在采集过程中，不仅需要实现高精度采集，而且还需要给医生提供类似于传统手术操作的环境，如操作方式的选择、操作手柄的尺寸和材料等。多轴运动信息采集研究点集中在高精度信息采集和操作环境还原上。

⑤ 高保真操作力反馈。操作力信息的反馈让医生有沉浸感，能够充分利用医生现有经验，为手术的准确操作提供判断依据。实时而精确地生成力反馈并传递至医生手部，是高保真操作力反馈的研究重点。高保真操作力反馈方法的设计要求主要体现在稳定性好、抗干扰性强，能够实时补偿外界环境的扰动。

⑥ 可靠的主从跟随。血管介入手术机器人系统采用主从结构，机器人系统的主从跟随性能直接关系到导管/导丝的操作精度。医生在控制室内的精细操作或操作过程中的突然变速，需要在手术室中实时而精确地进行再现。延时小、稳定性好、主从跟随精度高是机器人主从跟随操作的主要指标。

⑦ 有效的安全策略。临床手术的操作可分为常规操作和突发情况下操作。对于常规操作，需要尽可能地降低对血管的损伤，提高手术操作效率。对于突发情况下的操作，需要能够及时应对，避免出现危险操作。安全策略将面对手术中的常规操作和突发情况做出应对，保证手术能够安全有效地实施。

2.4 血管介入手术机器人系统构成　▶▶

为了实现上述功能，本书所介绍的血管介入手术机器人系统由医生操作台（含主端操作器）、从端操作器、通信及控制系统组成，其三维效果图如图2.4所示。从端操作器通过机械臂安装在手术室内的手术床上，用来代替医生在手术室内进行手术操作。主端操作器设置在手术室外的控制室内（设置在医生操作台上），其直接与医生发生交互。医生操纵主端操作器，来完成整个临床手术操作。通信及控制系统连接主端操作器和从端操作器，完成主端操作器和从端操作器之间的信号传输与交换。

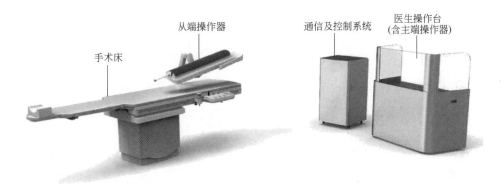

图 2.4　本书所介绍的血管介入手术机器人系统三维效果图

血管介入手术机器人系统总体设计框图如图 2.5 所示。主端操作器由操作机构、运动采集模块、力反馈机构和力反馈输出模块组成。从端操作器包括运动机构、运动控制模块、力学采集装置和采集放大模块。通信及控制系统由通信单元和控制单元组成。通信单元包含运动传输单元和操作力传输单元，控制

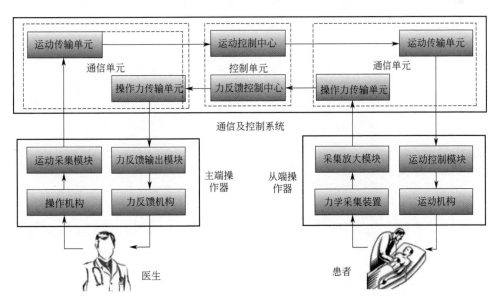

图 2.5　血管介入手术机器人系统总体设计框图

单元包括运动控制中心和力反馈控制中心。通信单元一般采用线缆或网络实现信息传输。

医生在控制室操作主端操作器，操作机构将医生操作信息传递至运动采集模块，包括导管直线运动信息、导管旋转运动信息、导丝直线运动信息和导丝旋转运动信息。运动采集模块采集医生手部的运动信息，通过运动传输单元传递至运动控制中心。运动控制中心经过分析计算后，再通过运动传输单元传递至从端操作器。从端操作器中的运动控制模块接收到运动控制中心传递的数据后，发送控制命令至运动机构。运动机构根据具体的运动指令，在从端实时再现医生手部的操作动作。

患者在手术室中与从端操作器发生交互，此时力学采集装置开始采集手术操作过程中的操作力。采集放大模块将力学采集装置测量的操作力进行放大存储，通过操作力传输单元实时传输至力反馈控制中心。力反馈控制中心经过分析计算后，通过操作力传输单元向主端操作器发出命令。主端操作器中的力反馈输出模块根据接收的数据生成力反馈机构的执行指令，并将执行指令发送至力反馈机构。力反馈机构根据具体指令参数输出反馈力，在主端实时再现了手术室内的导管/导丝操作情况。

本书共研究设计出两套从端操作器，分别为多滑块式从端操作器和双滑块式从端操作器，如图2.6和图2.7所示。对于主端操作器的研究，本书设计完成了一种高临场感主端操作器，如图2.8所示。由于研究时间的先后顺序，本书性能实验及临床试验中，对于主端操作器的使用，研究后期采用的是本书所设计的高临场感主端操作器，研究前期采用的是由两套商业化力交互设备（Geomagic® Touch™ X，3D Systems，Inc.，US）组成的主端操作器，如图2.9所示。通信及控制系统由作者所在实验室团队其他成员共同开发，如图2.10所示。

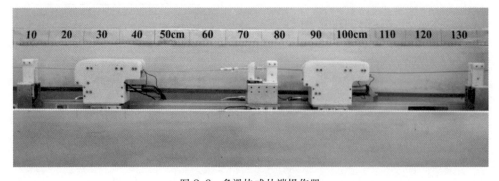

图2.6　多滑块式从端操作器

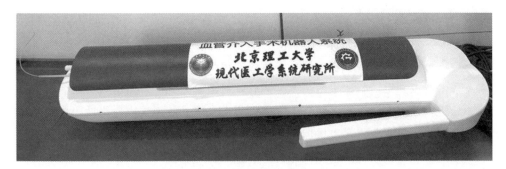

图 2.7　双滑块式从端操作器

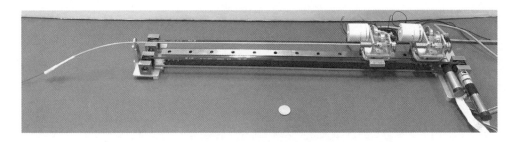

图 2.8　高临场感主端操作器

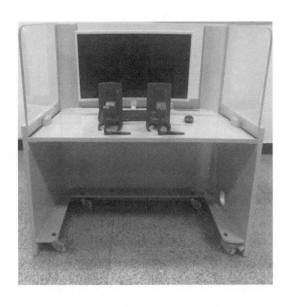

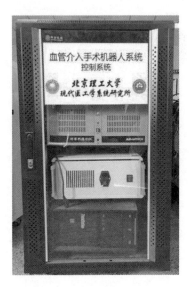

图 2.9　商业化力交互设备组成的主端操作器　　　图 2.10　通信及控制系统

47

2.5 本章小结 ▶▶

　　本章首先对血管介入手术进行了概述，包括血管介入手术的总体介绍、导管室及手术器械介绍、临床手术步骤。然后，对血管介入手术机器人的功能需求进行了分析，并详细介绍了血管介入手术机器人系统的技术要点。最后，详细叙述了本书研制的血管介入手术机器人系统构成，对机器人系统的总体设计框架进行了介绍，为机器人系统的整体设计提供了参照。

第**3**章

双滑块式血管介入手术机器人从端操作器

3.1 引言　▶▶

　　目前，血管介入手术机器人从端操作器常见的问题有以下几种：①缺乏导管/导丝协同操作，无法完成分支血管选择等复杂手术；②导管/导丝夹持操作方式不合理，导管/导丝推送精度受限；③手术操作力精确测量困难，造成医生操作力反馈缺失或力反馈精度有限；④导管/导丝表面易产生损伤，损伤后的导管或导丝会引发血栓，严重威胁手术安全。

　　针对上述问题，本书提出了一种模块化导管/导丝协同操作概念，并在该概念基础上完成了机器人从端操作器概念设计、结构设计与性能测试。本章具体内容如下：

　　首先，对双滑块式协同操作进行概念设计，包括双滑块式协同操作方式、导管/导丝形变消除和模块化无菌装配方法。

　　然后，根据双滑块式协同操作方案，进行从端操作器结构设计。

　　接着，对从端操作运动性能和力学性能进行测评。

　　最后，设计装拆效率测评实验和手术操作效率测评实验，对多滑块式从端操作器和双滑块式从端操作器的操作性能进行比对。

3.2 双滑块式协同操作概念设计 ▶▶

3.2.1 静态爬行步态

在血管介入手术操作过程中，需要导管的支撑和辅助及导丝的导向与定位作用来完成临床手术，根据该协同操作原则，本书提出了多滑块式协同操作方法，其原理如图 3.1 所示。同时，将拖拽式运动方式、无损夹持及高精度测力方法融入其中，设计完成了样机，并完成了性能验证。然而，当该从端操作器应用于具体的临床手术中，部分问题限制了其实际应用。为此，本书对其进行临床应用研究，提出了一种双滑块式协同操作方法，其原理如图 3.2 所示。

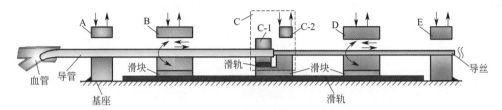

图 3.1　多滑块式协同操作原理

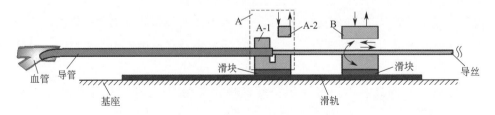

图 3.2　双滑块式协同操作原理

该方法中，对协同操作方法进行了简化处理，将原先的五个滑块简化为两个滑块，其具体结构和功能描述如下：

① 模块 A 和模块 B 均固定在滑轨上，滑轨固连在基座上，模块 A 和模块 B 能够在直线方向上前进或后撤。

② 模块 A 由模块 A-1 和模块 A-2 组成。模块 A-1 在整个手术操作过程中始终夹持导管末端；模块 A-2 能够根据控制信号实现对导丝的夹持或放松。类似地，模块 B 也能够根据操作要求完成对导丝的夹持或放松。

③ 模块 A-1 用来实现导管的直线运动和旋转运动操作。模块 A-2 始终夹持导丝，尤其当模块 B 放松导丝时，其能够防止导丝在直线方向上的随机窜动。

模块 B 的功能为实现导丝的直线运动和旋转运动。

④ 当模块 A-2 闭合（处于夹持状态），模块 A-2 将实现对导丝的夹持，此时模块 A 在直线方向上保持静止。相反地，当模块 A-2 张开（处于释放状态），模块 A-2 将放松导丝，此时模块 A 可以在直线方向上恢复运动。

当采取上述原理来实现导管/导丝的系统操作时，其具体操作方法如下：

① 当模块 B 相对导丝有合适的夹持位置时（类似于医生手部在合适的位置夹持导丝），模块 B 闭合（处于夹持状态），模块 A-2 张开（处于释放状态），此时模块 B 可以实现对导丝的直线运动和旋转运动操作。同时，模块 A-1 能够实现导管的直线运动和旋转运动操作。

② 当模块 B 需要切换其相对导丝的夹持位置时（类似于医生更换手部夹持导丝的位置），模块 A-2 闭合（处于夹持状态），模块 A 在直线方向保持静止，模块 B 张开（处于释放状态）。由于模块 A-2 的夹持作用，导丝在直线方向上保持静止，并且无法随机窜动。此时，模块 A-2 继续保持夹持作用，模块 B 开始移动以切换其相对于导丝的夹持位置。当模块 B 获得合适的夹持位置时，模块 B 闭合，模块 A-2 张开。此后，模块 A 和模块 B 均可以再次移动，并可以实现对导管和导丝的操作。

该种双滑块式协同操作方法与多滑块式协同操作方法相比，有以下优点：①整体框架更加简单，在实际手术操作过程中，能够方便地实现导管/导丝的安装与拆除；②导管控制单元、导丝控制单元、夹持单元等相对简化，各个部件之间的干涉关系容易消除；③控制更加简便，运动模块数量减少，简化了控制。

3.2.2　导管/导丝形变消除

当采用上述双滑块式协同操作方法来实现对导管/导丝的运动控制时，其整体框架、导管/导丝的运动、机器人的控制均得到了简化。然而，由于框架、结构等简化，不可避免地引入了其他相关问题。在利用模块 A-1 来实现对导管的操作时，其通过夹持导管的末端来实现，且在整个操作过程中模块 A-1 均保持夹持状态，并未切换相对于导管的夹持位置。在手术操作开始阶段，导管头部并未进入患者体内，大部分导管位于血管外侧。由于模块 A-1 夹持导管末端，其距离血管鞘的位置相对较远（血管鞘位于血管的入口处，为导管/导丝进入血管提供入口通道）。模块 A-1 和血管鞘之间的距离长，且导管的刚度有限，因此在利用模块 A-1 推动导管时，极易造成导管的弯曲形变，如图 3.3 所示。导管弯曲形变后，不仅使得导管不易继续沿血管鞘进入血管，而且影响导管的推动精度。

为解决导管弯曲形变的问题，本书提出采用导向套筒进行导向的方法来解决该问题。导管在运动过程中，位于模块 A 和血管鞘之间的长度会发生随机变化，因此本书设计了一种伸缩式导向套筒，其不仅可以起到对导管的导向作用，而且可以随着导管的前进或后撤来改变其自身长度，其操作原理如图 3.4 所示。伸缩套筒由多节不同直径的空心套筒叠加组成，其长度可以进行伸缩变化。当模块 A 处于手术初始位置时，伸缩套筒处于最长状态，如图 3.4(a) 所示。当模块 A 操作导管前进时，伸缩套筒出现相应的缩短，其缩短的长度与导管前进的距离相同，如图 3.4(b) 所示。相反，当模块 A 操作导管后撤时，伸缩套筒长度开始变长。

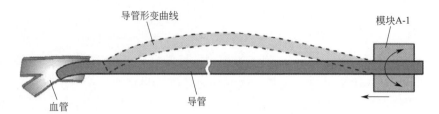

图 3.3　导管前进时的弯曲形变

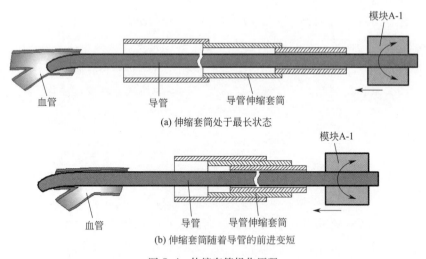

(a) 伸缩套筒处于最长状态

(b) 伸缩套筒随着导管的前进变短

图 3.4　伸缩套筒操作原理

本书设计导管伸缩套筒来解决因模块 A 与血管鞘距离远而造成的导管弯曲形变问题。对于导丝的操作，由于模块 B 相对模块 A 距离小，导丝几乎不产生形变。为了进一步提高导丝的操作精度，并且防止操作过程中导丝因意外情况产生的形变，本书同样设计了导丝伸缩套筒。含有导管伸缩套筒和导丝伸缩套筒辅助的双滑块式协同操作原理如图 3.5 所示。

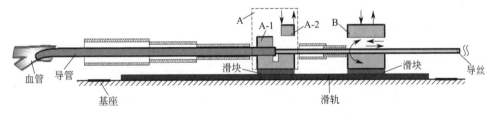

图 3.5　含有伸缩套筒辅助的双滑块式协同操作原理

3.2.3　模块化无菌装配

手术无菌操作直接关系到手术的成功与否，未实施无菌操作将增加手术感染风险，甚至造成医疗事故。在临床手术中，为了保证手术安全，所有与导管/导丝接触的部件均需经过严格消毒。因此，无菌化操作成为血管介入手术机器人临床应用的关键。与此同时，医生在术前需要对导管/导丝进行安装，术后需要对导管/导丝进行拆除。繁琐的装拆步骤不仅增加了医生操作难度，而且降低了手术效率。同时，医生容易对非本专业的装置繁琐安装产生"烦感"，进而会影响手术实施效果。为此，无菌操作和便捷化装拆成为血管介入手术机器人面向临床应用的另一核心问题。

为解决上述两种问题，本书提出一种模块化无菌装配方法，其原理如图 3.6 所示。

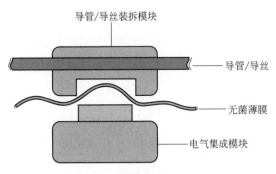

图 3.6　模块化无菌装配原理

首先，将机器人从端操作器设计成两种模块：电气集成模块和导管/导丝装拆模块。电气集成模块包含了机器人从端操作器中的所有电气部件，包括电机、传感器等，其能够实现导管/导丝的直线运动、旋转运动和操作力测量。导管/导丝装拆模块一方面能够实现导管/导丝的夹持，另一方面能够实现与电气集成模块的对接，可以实现在电气集成模块上的快速安装与拆卸。

其次，对导管/导丝直接接触的部件采用一次性使用设计，如导管/导丝装拆模块、导管伸缩套筒、导丝伸缩套筒。

最后，采用无菌隔离膜将无菌环境和有菌环境进行隔离。采用无菌隔离膜进行隔离，避免了对从端操作器进行整机消毒（包括从端操作器本体及电气部件），不仅消除了消毒对电气部件造成的不利影响，而且降低了消毒难度。

该方法为医生提供了简单可靠的机器人安装方法，并为患者提供了无菌手术环境。

3.3 双滑块式协同操作结构设计 ▶▶

3.3.1 整体方案设计

根据上述原理，双滑块式从端操作器由直线运动平台、导管控制器、导丝控制器和附属部件组成，其中的导管控制器主要实现图 3.5 中模块 A 的功能，导丝控制器实现模块 B 的功能。为了简化设计，将直线运动与旋转运动控制功能进行了分离，直线运动平台实现导管/导丝的直线运动，导管控制器/导丝控制器实现导管/导丝的旋转运动和力学测量，从而实现了各个功能的模块化设计。

直线运动平台结构如图 3.7 所示，由驱动机构、导丝控制器滑台、基座、导管控制器滑台、滑轨和张紧机构组成，其功能主要是实现导管控制器和导丝控制器直线运动驱动、从端操作器整体支撑以及实现与手术床的连接。驱动机构、滑轨、张紧机构均固定在基座上，基座上设置有安装连接部件，可以与手术室内机械臂连接，以实现双滑块式从端操作器与手术床的安装。驱动机构主要由伺服电机、驱动轴、联轴器、轴承、同步带轮等组成，利用电机旋转带动同步带轮进行

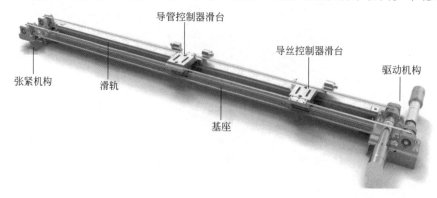

图 3.7　直线运动平台三维结构

转动，将电机的旋转运动转化为滑台的直线运动。导管控制器滑台和导丝控制器滑台均通过滑块装配在滑轨上，可以实现往复滑动。导管控制器滑台和导丝控制器滑台通过连接件与同步带相连，驱动机构中两电机可以分别实现对导管控制器滑台和导丝控制器滑台的直线运动控制。

导管控制器和导丝控制器实物图如图 3.8 所示。图 3.8(a) 中，导管控制器由电气模块、传动模块、夹持模块 A、夹持模块 B、引流模块和伸缩套筒支架组成。电气模块中设置电机、传感器，用来实现导管旋转控制以及导管操作力测量。在手术过程中，患者的血液或肝素水会在 Y 阀末端出现不同程度的滴漏，因此设置引流模块将滴漏的液体进行收集排出。夹持模块 B 在切换导丝夹持位置时对导丝进行夹持，起到对导丝的轴向定位作用。夹持模块 A 和夹持模块 B 分别用来实现图 3.5 中模块 A-1 和模块 A-2 的功能。传动模块的作用是将电气模块中的电机旋转传递至夹持模块，从而带动导管进行旋转操作。伸缩套筒支架为伸缩套筒提供支撑与固定，导管伸缩套筒的一端固定在基座上的伸缩套筒支架内，另一端固定在导管控制器前端的伸缩套筒支架内。当导管操作器与基座发生相对运动时（前进或后撤），导管伸缩套筒随着导管控制器的运动进行缩放。

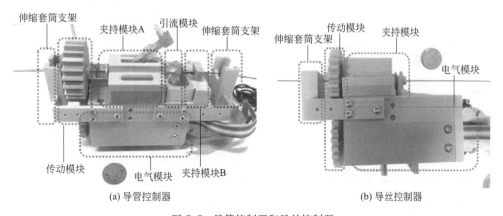

图 3.8　导管控制器和导丝控制器

图 3.8(b) 中，导丝控制器由电气模块、传动模块、夹持模块和伸缩套筒支架组成，导丝控制器中各个模块的功能与导管控制器中的模块功能相似。导丝伸缩套筒的一端固定在导管控制器尾部的伸缩套筒支架内，另一端固定在导丝控制器前端的伸缩套筒支架内。对于导丝夹持模块的设计，由于其直接对导丝进行夹持，要求在能有效完成导丝的情况下，保证导丝表面的无破损，其具体设计将在 3.3.2 小节进行详细叙述。

3.3.2 夹持机构设计

对于双滑块式从端操作器内导丝夹持机构的设计,采用锥面夹持原理,导丝夹持机构三维结构如图 3.9 所示。导丝夹持机构包括夹持护筒、芯体、夹持导杆、压紧弹簧、压紧端盖、放松拉板和轴承等。两轴承分别设置在夹持护筒两端,为夹持护筒提供回转支撑。压紧弹簧设置在夹持导杆上,芯体尾部设置在夹持导杆内,当夹持导杆装配在夹持护筒内后,通过压紧端盖进行预紧。预紧后,在弹簧的回复力下使得芯体被压紧,进而实现导丝的夹持。当需要对导丝进行放松时,利用电气模块中的电机拉动放松拉板,在放松拉板的拉动下,压紧弹簧被压缩,芯体两侧的压力消失,从而起到了释放导丝的目的。导丝夹持机构与齿轮固连,能够实现导丝的旋转运动。

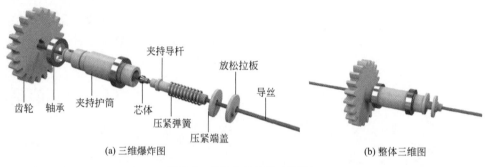

(a) 三维爆炸图　　　　　　　　　　　　　　(b) 整体三维图

图 3.9　导丝夹持机构三维结构

对于导管的夹持,本书中摒弃导管的常规夹持方式,改用对导管末端连接的 Y 阀进行夹持,导管夹持机构三维结构如图 3.10 所示。导管夹持机构包括 Y 阀固定块、拆装拨片和拨片滑槽等。Y 阀固定块内根据 Y 阀外形设置 Y 型内槽,Y 阀固定块数量为 2 个,设置在 Y 阀两侧。当两者装配时,能够将 Y 阀进行有效的固定。拆装拨片和拨片滑槽设置在 Y 阀底部,通过手动设置拆装拨片,能够实现导管夹持器与导管控制器电气模块的安装与拆卸。在导管末端和 Y 阀连接处固定齿轮,齿轮通过与电气模块中的下齿轮进行啮合,带动导管进行旋转。利用该种方式进行导管的夹持,不仅夹持可靠,而且避免了导管夹持形变及表面夹持破损。

3.3.3 模块化无菌操作设计

根据本书提出的模块化无菌装配原理,为了实现临床手术中的无菌操作,对导丝控制器采用装拆式模块设计,其装拆示意图如图 3.11(a) 所示。将导丝控

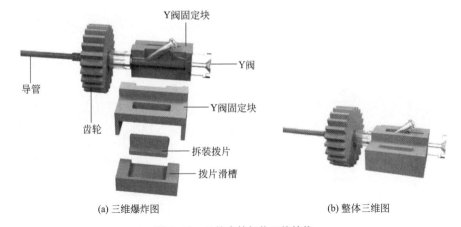

(a) 三维爆炸图　　　　　　　　　　(b) 整体三维图

图 3.10　导管夹持机构三维结构

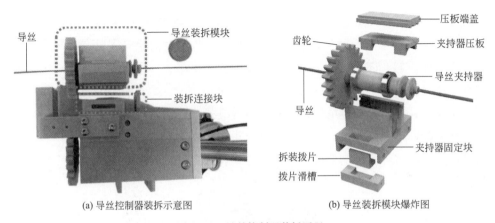

(a) 导丝控制器装拆示意图　　　　　　(b) 导丝装拆模块爆炸图

图 3.11　导丝控制器装拆原理

制器的导丝夹持机构部分设计成导丝装拆模块，其可以通过装拆连接块实现快速安装与拆卸。导丝装拆模块如图 3.11(b) 所示，由导丝夹持器、齿轮、夹持器压板、压板端盖、夹持器固定块、拆装拨片和拨片滑槽组成。夹持器安装在夹持器固定块槽内，并通过夹持器压板、压板端盖进行固定。夹持器固定块底部设有安装槽，能与装拆连接块实现快速装拆。同时，为了避免夹持器固定块在竖直方向上的窜动，利用拆装拨片来实现夹持器固定块竖直方向上的定位。此外，装拆连接块连接导丝控制器内部的测力传感器，能够测量出导丝的操作力信息。在实际临床手术过程中，将导丝装拆模块设计成一次性使用耗材，将消毒薄膜铺设在装拆连接块的上方，将导丝及导丝装拆模块和机器人从端操作器的电气集成部分进行隔离，即可实现有菌环境和无菌环境的隔离。类似地，导管控制器采用同样的方式实现模块化无菌装配，如图 3.12(a) 所示，实际手术过程中的安装图如图 3.12(b) 所示。

　　同时，对于导管控制器/导丝控制器与直线运动平台的连接，本书亦采用模

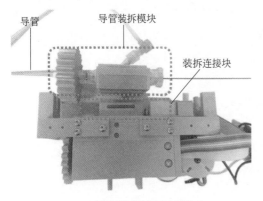
(a) 导管控制器装拆示意图

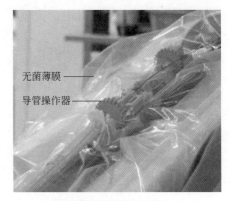
(b) 导管控制器实际安装图

图 3.12　导管控制器装拆示意图及实际安装图

块化设计方式，如图 3.13 所示。在导丝控制器底部设置定位引脚，引脚上设有定位孔。在直线运动平台上的导丝控制器滑台上设置固定槽，同时在相应的位置设置定位孔。两者固定时，将定位引脚插入固定槽中。同时，为了防止导丝控制器在手术操作过程中的上下窜动，将销钉依次穿过固定槽和引脚上的定位孔，实现导丝操作器竖直方向上的定位。利用该种方式进行固定，能够实现导管控制器和导丝控制器的快速安装和拆卸。尤其在手术过程中，当出现意外情况时，可通过该种方式实现导管控制器的装拆。此外，该种方式也有利于模块化功能拓展。

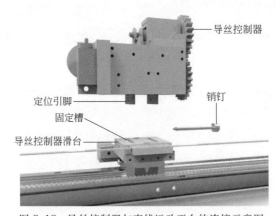

图 3.13　导丝控制器与直线运动平台的连接示意图

3.3.4　力学测量机构设计

同步实现模块化无菌操作和高精度力学测量是机器人从端操作器的设计难点，为此，本书设计完成了从端操作器的模块化无菌操作结构，既能够保证无菌操作的实施，又能实现操作力的精确测量。对于导丝控制器的力学测量，其测力机构爆炸图如图 3.14 所示。在装拆连接块中设置测量板,传感器的一侧与测力板相连,传感器的另一侧与导丝控制器底座相连。测力板安装在直线滑轨上,直线滑轨的轴线与导丝轴向平行。测力板一方面能够实现导丝操作力的传递,另一方面能够起到夹持器固定块的支撑和固定作用。由于导丝的旋转是通过电机带动齿轮组来实现的,为了避免齿轮与电机固连对导丝操作力测量的影响,在电机和齿轮之间增设滚珠花键副。滚珠花键副能够周向精确传递扭矩,而在轴向上采用浮动设计,从而提高了导丝操作力的测量精度。

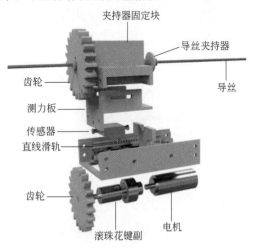

图 3.14　导丝控制器测力机构爆炸图

对于导管控制器测力机构的设计,采用与导丝控制器相同的设计方式,在此不再赘述。

3.3.5　整体样机

根据上述设计,最后加工组装完成了双滑块式血管介入手术机器人从端操作器,如图 3.15 所示,其尺寸为 1161mm×115mm×129mm,质量为 6.42kg。3.2 节介绍的多滑块式血管介入手术机器人从端操作器尺寸为 1185mm×144mm×266mm,质量为

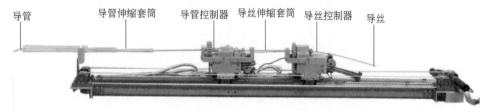

图 3.15　双滑块式血管介入手术机器人从端操作器实物图

13.4kg。因此，双滑块式血管介入手术机器人从端操作器更加轻便，便于临床手术前与手术床的安装对接，并有利于与现有手术室的融合。

与此同时，完成了双滑块式血管介入手术机器人从端操作器的电路布线设计，并利用外壳完成了封装，封装后的从端操作器如图 3.16 所示。

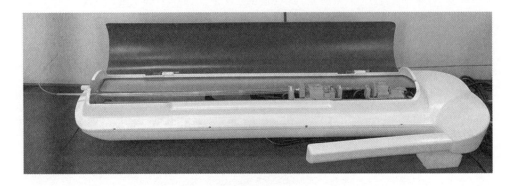

图 3.16　封装后的双滑块式血管介入手术机器人从端操作器实物图

3.4　双滑块式从端操作器性能测评 ▶▶

前面完成了双滑块式从端操作器设计，为了验证从端操作器性能，本节对其运动性能和力学测量性能分别进行测评。此外，为了对比双滑块式从端操作器和多滑块式从端操作器的操作性能，本节还将对两者的装拆效率和手术操作效率进行对比实验。

3.4.1　整体样机

（1）实验设计

为了验证双滑块式从端操作器能否精确地完成对导管和导丝的操作，首先需要测量导管/导丝控制器自身的运动定位精度，包括直线运动和旋转运动，具体精度包括准确度和精密度。同时，为了测试导管/导丝控制器是否能够有效地夹持导管/导丝，需要对夹持力和夹持力矩进行测量。

由于双滑块式从端操作器对于导管的夹持，是通过夹持模块直接固连与导管末端相连的 Y 阀（如图 3.10 所示），因此对导管的夹持力即为导管末端与三通阀连接螺纹的紧固力。而该螺纹紧固力远大于手术操作力，故无须测量导管控制器对于导管的夹持力。同时，对于导管的旋转运动，通过在齿轮中开设卡槽来实现，将导管末端的一字型薄板直接压入卡槽，故对于导管夹持力矩即为卡槽的破坏力。因齿轮的破坏力远大于手术操作力矩，故也无须测量导管旋转运动的夹持力矩。

（2）实验结果

导管/导丝控制器的运动定位精度如表 3.1 所示，包括导管/导丝控制器直线运动的准确度和精密度、旋转运动的准确度和精密度。导丝控制器对导丝的最大平均夹持力为 16.6N，对导丝旋转运动的最大平均夹持力矩为 17.8mN·m。

表 3.1　导管控制器和导丝控制器运动定位精度测试结果

控制器	运动方式	准确度	精密度
导管控制器	直线运动/mm	0.10	±0.021
	旋转运动/(°)	1.23	±0.32
导丝控制器	直线运动/mm	0.11	±0.018
	旋转运动/(°)	1.42	±0.30

（3）实验讨论

在导管/导丝控制器定位精度的测量实验中，该定位精度为控制系统发出运动指令后从端操作器的执行精度，包括机械结构响应、系统的时延和通信模块的时延。由实验结果可知，导管和导丝的直线运动误差小于 0.11mm，旋转运动误差小于 1.42°，可以实现对导管/导丝直线运动和旋转运动的高精度控制。导管控制器对于导管直线夹持力和夹持力矩远大于手术操作力和力矩，对于导丝的夹持力和夹持力矩，即使考虑导丝与夹持机构之间摩擦系数和钢柱与夹持机构之间摩擦系数的不同，其数值也均超过了临床手术操作过程中的实际操作力和操作力矩[222]。综上可知，双滑块式从端操作器的运动精度满足实际手术操作要求。

3.4.2　力学测量性能测评实验

（1）实验设计

针对双滑块式从端操作器力学测量性能的测评，本小节设计了静态力学测评实验和动态力学测评实验，分别来测评其对于静态力和动态力测量的响应性能。导丝控制器的静态力测量响应性能实验装置如图 3.17(a) 所示。将导丝控制器竖直放置，保持夹持器的轴线与重力方向平行。将砝码放置在导丝控制器的夹持器上，此时砝码在重力作用下推动导丝控制器中的测力单元，类似于手术过程中导丝在血管反作用下推动导丝控制器的测力单元。记录下此时砝码的标称重量和导丝控制器所测量的数值。砝码采用高精度砝码（F2，蓬莱市水玲砝码厂，中国），砝码初始加载值为 20g，之后分别加载 50g、100g、150g、200g、250g、300g、350g 和 400g。同一重量的砝码加载 10 次，并记录下导丝控制器所测量的数值。对于导管控制器静态力测量响应性能的测评，采用与上述相同的方案来完成实验。

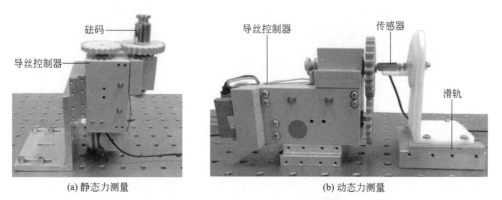

(a) 静态力测量　　　　　　　　　　　　　　　(b) 动态力测量

图 3.17　导丝控制器力学测量实验装置图

导丝控制器的动态力测量响应性能实验装置如图 3.17（b）所示。将导丝控制器固定在实验台，传感器（LSB200，FUTEK Advanced Sensor Technology，Inc.，US）设置在传感器支座上，传感器支座安装在滑轨上，使得传感器可以沿滑轨左右移动。推动传感器支座，使得传感器的测量头接触导丝控制器的夹持部件。在传感器支座上施加随机动态力，记录下此时传感器的示数与导丝控制器所测量的动态力数值。类似地，采用相同方案完成导管控制器动态力测量响应性能实验。

（2）实验结果

静态力学测量性能实验结果如图 3.18 所示，图 3.18（a）为导管控制器实验结果，图 3.18（b）为导丝控制器实验结果，图中包括砝码值（标准值）、实测平均值和相对误差。由图可知，导管控制器的实测值和标准值之间最大相对误差

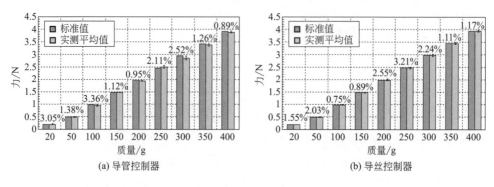

(a) 导管控制器　　　　　　　　　　　　　　　(b) 导丝控制器

图 3.18　静态力学测量性能实验结果

为 3.36%，导丝控制器的实测值和标准值之间最大相对误差为 3.21%。

动态力学测量性能实验结果如图 3.19 所示，图 3.19(a) 为导管控制器实验结果，图 3.19(b) 为导丝控制器实验结果，图中包括导管控制器/导丝控制器所测值（实测值）、传感器所测数值（标准值）、实测值与标准值之间的测量绝对误差。由图可知，导管控制器动态力学测量的最大相对误差为 10.35%，平均相对误差为 7.56%；导丝控制器动态力学测量的最大相对误差为 11.05%，平均相对误差为 8.14%。

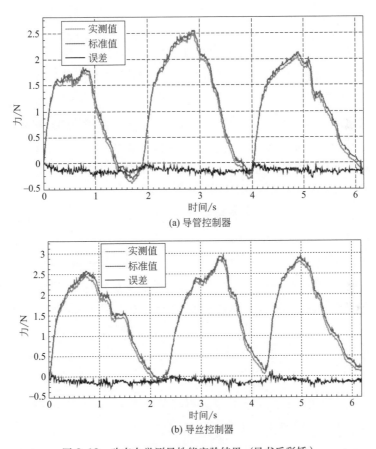

图 3.19　动态力学测量性能实验结果（见书后彩插）

（3）实验讨论

在静态力学测量实验中，通过将导管控制器和导丝控制器垂直放置，来完成静态力测量，该种方式并不影响实验结果的测量。对于动态力学的实验测评，其力学测量精度达到了临床手术要求。与多滑块式从端操作器不同的是，双滑块式从端操作器的动态力学测量误差没有呈现周期性波动。在多滑块式从端操作器进行力学测量时，随着测量力的增大，其误差也相应增大。该种情况是由于测量单元所采用的 3D 打印材料（SOMOS8000，东莞市鸿泰自动化设备有限公司，中国）形变所造成。由于 3D 打印材料刚度较低，当周期性地加载外力至测力单元时，测力单元会产生周期性弹性变化，进而使得测量误差呈现周期性变化。双滑块式从端操作器由聚醚醚酮加工而成，其刚度远远大于 3D 打印材料刚度，因此其测量误差不再呈现周期性变化。

3.4.3 装拆效率测评实验

（1）实验设计

为了测评双滑块式从端操作器和多滑块式从端操作器的装拆便捷性，设计了导管/导丝装拆效率测评实验。将导管和导丝安装到双滑块式从端操作器，并使得导管/导丝处于手术操作的初始状态，记录安装时间。同理，将导管和导丝安装到多滑块式从端操作器，并使得导管/导丝处于手术操作的初始状态，记录安装时间。10 位操作者分别完成上述操作，每种操作完成 10 次。记录每次的操作时间，并计算平均操作时间和标准差。类似地，将导管和导丝从双滑块式从端操作器和多滑块式从端操作器上进行拆除，10 位操作者分别拆除 10 次。记录每次的拆除时间，并计算平均拆除时间和标准差。实验过程中，导管型号为 VER135°（Cordis Corporation，US），导丝型号为 451-514HO（Cordis Corporation，US）。

（2）实验结果

双滑块式从端操作器和多滑块式从端操作器安装时间对比如图 3.20（a）所示，双滑块式从端操作器和多滑块式从端操作器拆卸时间对比如图 3.20（b）所示。

在安装效率测评实验中，双滑块式从端操作器的安装时间小于多滑块式从端操作器的安装时间。最大安装时间相差 86s，平均安装时间相差 48s。在拆卸效率测评实验中，双滑块式从端操作器的拆卸时间小于多滑块式从端操作器的拆卸时间。最大拆卸时间相差 9s，平均拆卸时间相差 6s。

（3）实验讨论

安装和拆卸时间对于术前准备具有重要影响，医生更倾向于使用能够快速安装和拆卸的血管介入手术机器人。由于缺乏相关的机械专业安装技能，医生总是对繁琐的安装和拆卸产生"恐惧"。此外，当医生进行手术操作时，若术中需要对导管/导丝进行更换等操作，复杂的安装和拆卸将降低手术效率。同时，装拆难度大、效率低等因素极易使得处于繁重工作和注意力高度集中的医生烦躁不安。此各种因素均将影响手术实施的成功率。

在该实验中，通过测量双滑块式从端操作器和多滑块式从端操作器的安装和

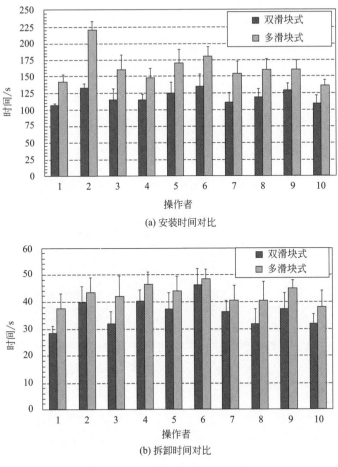

(a) 安装时间对比

(b) 拆卸时间对比

图 3.20　装拆效率对比实验结果图

拆卸时间来测评其装拆效率，即使不同的操作者对于安装和拆卸的时间有所不同，但双滑块式从端操作器的平均安装时间和拆卸时间均小于多滑块式从端操作器的平均安装时间和拆卸时间。因此，当双滑块式从端操作器在实际临床手术中使用时，医生将能够更为快速便捷地完成导管/导丝的安装与拆卸。

3.4.4　手术操作效率测评实验

（1）实验设计

为了测评双滑块式从端操作器和多滑块式从端操作器的手术操作效率，分别利用双滑块式从端操作器和多滑块式从端操作器完成特定手术操作，记录手术操作时间，完成对其手术操作效率的测评。该实验的实验环境为人体模型（General Angiography Type C，FAIN-Biomedical，Inc.，JP），如图 3.21 所示。该模型根据一患有脑部动脉瘤的日本女性真实血管情况,以1:1的比例采用硅胶制作而成。该模型能够模拟人体血液的温度、血液流速和脉搏跳动,能够高度模拟人体血管的真实情况。手术操作的起始位置位于股动脉,目标位置为左锁骨下动脉,如图3.21所示。共有10名操作者参与实验,操作者采用双滑块式从端操作器将导管/导丝从起始位置推送到目标位置,每位操作者重复10次,记录每次实验时间。同理,操作者采用多滑块式从端操作器操作导管/导丝,并重复以上实验过程。计算出每次实验的平均操作时间和标准差。

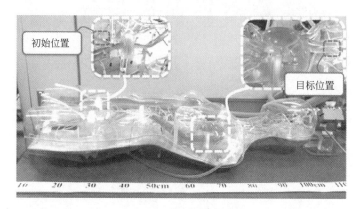

图 3.21 人体模型实物图

(2)实验结果

手术操作效率对比结果如图3.22所示。利用双滑块式从端操作器进行操作时,其操作完成时间少于多滑块式从端操作器的操作时间。两者的最大操作时间相差34s,平均操作时间相差29s。

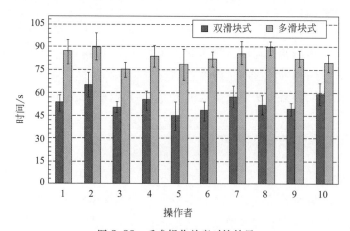

图 3.22 手术操作效率对比结果

（3）实验讨论

当采用双滑块式从端操作器进行操作时，其操作完成时间比采用多滑块式从端操作器的操作完成时间平均少 29s。该种操作时间的差异，主要由以下原因造成：

① 双滑块式从端操作器中导管、导丝和相关控制部件的运动更为简单，使得对于机器人的控制更为便捷。这种更为便捷的控制方式，降低了医生的操作难度，提高了医生的操作效率。

② 双滑块式从端操作器对于导管的控制，采用直接夹持导管末端的方式，因此在整个手术操作过程中，消除了对于导管夹持位置的切换动作。

而多滑块式从端操作器需要根据具体的操作情况，来选择相对于导管的夹持位置。在整个操作过程中，导管夹持位置需要进行数次切换。在夹持位置切换的过程中，不仅要求导管/导丝停止运动，而且需要其他部件进行相应的配合。因此，导管夹持位置的切换不仅增加了手术操作步骤，而且限制了手术操作的连续性。

综上，采用双滑块式从端操作器协同操作方法，能够简化医生采用机器人对于导管/导丝的操作，提高手术效率。

3.5　本章小结

本章提出了一种双滑块式协同操作方法，根据该方法完成了双滑块式血管介入手术机器人从端操作器的概念设计、结构设计，包括夹持机构设计、模块化无菌操作设计和力学测量机构设计等。此外，本章设计实验对其性能进行了测评，实验结果表明，双滑块式血管介入手术机器人从端操作器能够完成对导管和导丝的有效夹持，可以实现导管/导丝直线运动和旋转运动的高精度控制，并能够完成对操作力的精确测量。同时，将双滑块式从端操作器与多滑块式从端操作器进行了比对，包括体积、质量、装拆效率和手术效率。实验结果表明，双滑块式从端操作器尺寸与质量均小于多滑块式从端操作器；双滑块式从端操作器的导管/导丝安装时间、导管/导丝拆卸时间、平均手术操作时间均少于多滑块式从端操作器。此外，双滑块式从端操作器还进行了无菌操作设计。双滑块式从端操作器相比多滑块式从端操作器，在框架结构、操作性能、体积质量和无菌操作等方面更适合于临床手术应用。

第 **4** 章

高临场感血管介入手术机器人主端操作器

4.1 引言 ▶▶

在主从式机器人辅助心脑血管手术中，力反馈技术通过力觉再现方式，将位于手术室中医生对导管/导丝的操作感知，实时准确地反馈给手术室外的医生，让医生有沉浸感，为医生的准确操作提供判断依据。同时，医生在手术室外实施操作的过程中，需要将医生的操作数据进行采集，并将操作数据发送至从端操作器，以实现医生手术操作的再现。对于医生操作数据的采集，为了能够实现导管/导丝的协同操作，需要同时采集导管直线运动、导管旋转运动、导丝直线运动、导丝旋转运动。

对于心脑血管介入手术中的力反馈方式，根据具体手术操作，分为直线推送力反馈和旋转扭矩反馈。目前，对于心脑血管中旋转扭矩反馈的研究相对较少，而对于直线力反馈的研究较为普遍。根据力反馈技术的实施方式不同，力反馈技术又分为主动式力反馈和被动式力反馈。

主动式力反馈指的是采用电机作为动力部件来实施的力反馈方式。目前，利用电机实施力反馈的研究中，常采用力矩电机作为动力部件，通过实时改变力矩电机的电流来达到改变力矩电机输出扭矩的目的。然后通过传动机构将特定的扭矩转化为需要实施反馈的操作力，从而实现力反馈。在利用力矩电机进行力反馈时，采用电机的电流环来实现力矩输出的控制。然而电流环是开环控制，无法实现高精度控制。即使在电机的电流输入端加上检测器，也只能对电机的输入参数进行反馈，无法实现对电机的输出参数进行反馈，因此其控制精度有限。在采用其他电机实现力反馈时，如伺服电机，由于电机具有超调特性，其需要经过上下波动后才能达到稳定状态，也不利于实施高精度力反馈。

被动式力反馈一般指通过部件或材料自身状态的改变，或变化机构运动特性，产生一种阻抗力，而该种阻抗力只在操作者对其有相对运动时才出现，如利用磁流变液等智能材料或采用制动器等来实现的被动式力反馈。该种方式的力反馈具有耗散性，与主动式力反馈相比稳定性更好。但因其无法主动补偿外界环境所产生干扰，如摩擦力、黏滞力等，使得其应用场合得到限制。

为此，本章提出一种主动-被动混合式力反馈方法，首先将现有主动式力反馈和被动式力反馈方式进行改进，并将两者进行结合，来实现直线力反馈和旋转扭矩反馈。基于提出的混合式力反馈方式，融合医生操作运动模式和器械尺度，设计完成了一种导管/导丝协同操作的主端操作器。该操作器不仅能同时实现导管/导丝的直线力反馈和旋转扭矩反馈，而且还可以同时采集导管/导丝的直线运动信息和旋转运动信息。本章内容安排如下：首先对主端操作器及主动-被动混合式力反馈技术进行概述，然后分别对基于位置环-传感器闭环控制的主动式力反馈和基于磁粉的被动式力反馈技术进行详细论证，接着融合该力反馈方式和医生操作习惯设计主端操作器，最后对主端操作器的性能进行验证。

4.2 主端操作器及混合式力反馈技术概述　▶▶

主端操作器功能构成如图 4.1 所示，在医生端（主端）设置主端导管和主端导丝，其采用血管介入手术所用的真实导管和导丝，有利于医生发挥出已有的手术操作经验。导管模块需要采集主端导管的旋转角度和轴向位移，并将旋转信号和位移信号传递至病患端（从端），实现对病患端（从端）导管的控制；同时将病患端（从端）采集的从端导管的轴向力和旋转扭矩在主端导管上再现，实现从端导管的力反馈，为医生手术操作提供真实的力学信息，增加医生的临场感。同理，导丝模块的工作模式与导管模块相同，并且两者相结合，完全再现病患端（从端）的操作情境。

主动-被动混合式力反馈技术方案框图如图 4.2 所示，采用基于磁粉的被动式力反馈和基于位置环-传感器闭环控制的主动式力反馈相结合的方案。利用基于位置环-传感器闭环控制的主动式力反馈装置来完成对主端导管/导丝直线位移

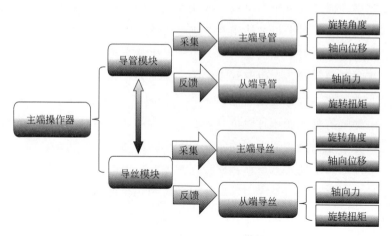

图 4.1　主端操作器功能构成

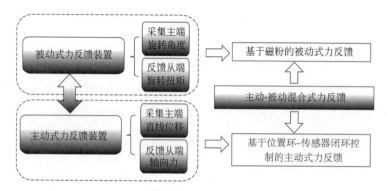

图 4.2　主动-被动混合式力反馈技术方案框图

的采集和对从端导管/导丝轴向力的反馈，利用基于磁粉的被动式力反馈装置来完成对主端导管/导丝旋转角度的采集和对从端导管/导丝旋转扭矩的反馈。该方案能够针对主动式力反馈和被动式力反馈各自存在的不足，充分利用主动力反馈和被动力反馈优点，实现导管/导丝协同运动精确控制和高精度力反馈的目的。同时，通过主动-被动混合式力反馈技术，消除轴向力和旋转扭矩反馈的耦合关系，能进一步提高力和力矩的反馈精度。该方案允许医生在主端操作真实导管和导丝，便于医生利用现有临床经验。

4.3　基于位置环-传感器闭环控制的主动式力反馈 ▶▶

在利用主端操作器实现直线力反馈时，直线操作距离长，受环境影响大，操作方向变化频繁，因此对直线力反馈提出了更高要求，包括实现力反馈快速响应、能够补偿环境作用力等。为此，本书采用基于电机的主动式力反馈来实现主端操作器的直线力反馈。利用电机作为动力源来实现主动式力反馈，电机控制便捷、响应快；能够设置力补偿，抵消环境对其运动所产生的作用力。同时，采用同步带进行驱动，不仅可以避免滑动，提高直线运动精度，而且能够减小体积，降低惯量，从而实现精确控制。

本书设计一种基于位置环-传感器闭环控制的主动式力反馈方法，该方法采用位置环和传感器信息组成双闭环控制，其力反馈原理如图 4.3 所示。电机与同步带轮连接，带动同步带轮进行旋转，同步带轮通过同步带与等效滑块连接，从而将电机的旋转运动转化为直线运动。等效滑块由导管/导丝、滑块、电气部件等组成，其等效质量为 m_{mas}。在等效滑块与导管/导丝的连接处设置传感器，实时测量医生操作导管/导丝的作用力。假设 $-x$ 方向为导管/导丝的推送方向，医生操作导管/导丝，并向 $-x$ 方向进行移动。主端操作器实时生成操作力反馈，并将其传递至医生手部，手部感受到主端操作器的反作用力，即：

$$F_{hand} = F_{feedb} \tag{4.1}$$

式中，F_{hand} 为医生手部感受到的反作用力；F_{feedb} 为主端操作器生成的反馈力。

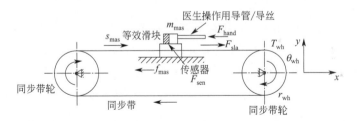

图 4.3　基于位置环-传感器闭环控制的主动式力反馈原理

等效滑块的运动过程中，始终受到外界环境作用力，而外界环境作用力对其运动产生阻碍作用，因此有：

$$f_{mas} = -|f_{mas}|\operatorname{sgn}(s_{mas}) \tag{4.2}$$

式中，f_{mas} 为外界环境作用力的等效合作用力；s_{mas} 为等效滑块的位移。对等效滑块进行受力分析，有：

$$F_{feedb} - f_{mas} = m_{mas}\ddot{s}_{mas} \tag{4.3}$$

式中，s_{mas} 为等效滑块的位移。同时，同步带轮将电机的旋转运动转化为直线运动，因此有：

$$s_{mas} = r_{wh}\theta_{wh} \tag{4.4}$$

式中，r_{wh} 为同步带轮的半径；θ_{wh} 为同步带轮的转角。联立式(4.3)和式(4.4)

可得：

$$F_{\text{feedb}} - f_{\text{mas}} = m_{\text{mas}} r_{\text{wh}} \ddot{\theta}_{\text{wh}} \qquad (4.5)$$

对式（4.5）进行求解，可得同步带轮的转角函数为：

$$\theta_{\text{wh}} = \frac{1}{m_{\text{mas}} r_{\text{wh}}} \iint (F_{\text{feedb}} - f_{\text{mas}}) \, \mathrm{d}t \, \mathrm{d}t \qquad (4.6)$$

由于同步带轮通过联轴器与电机轴连接，电机的转角与同步带轮的转角相同，因此可得出电机的控制函数为：

$$\theta_{\text{mot}} = \frac{1}{m_{\text{mas}} r_{\text{wh}}} \iint (F_{\text{feedb}} - f_{\text{mas}}) \, \mathrm{d}t \, \mathrm{d}t \qquad (4.7)$$

由于等效滑块是在同步带轮的驱动下运动，需要克服外界环境作用力，因此有：

$$T_{\text{mot}} = T_{\text{wh}} > n_s r_{\text{wh}} f_{\text{mas}} \qquad (4.8)$$

式中，T_{mot} 为电机的额定转矩；T_{wh} 为同步带的扭矩；n_s 为安全系数；r_{wh} 为同步带轮半径。该式可作为电机选用的条件。

在利用式（4.7）控制电机过程中，单独采用了电机的位置环控制，以控制电机的实施位置来实现力反馈，存在以下两个问题：

（1）导管/导丝将自主回撤

从端操作器需要实时检测导管/导丝的直线运动与受力情况，并将受力情况传递至主端操作器进行实时力反馈，此时等效滑块运动加速度将随着从端操作器测量力的变化而发生实时改变。当医生手部离开主端导管/导丝时，电机根据从端测力信息，继续改变等效滑块的位置。此时，主端导管/导丝将出现自主回撤的情况，不利于医生操作。同时，该自主回撤极易被识别为医生操作，不仅影响了手术的实施，而且容易引发医疗事故。

（2）缺少力反馈闭环控制，力反馈精度有限

该反馈方式在对于电机的位置控制上，利用电机的位置环进行控制，属于闭环控制，可以实现较高的位置控制精度。然而，对于生成的力反馈缺少力的检测与力的闭环控制。同时，当医生手部操作导管/导丝时，电机驱动等效滑块进行位置改变，此时将反馈力直接作用于医生手部，若此时医生手部保持静止或向前继续推送导管/导丝，电机将发生堵转或反转。

根据上述情况，本书将传感器引入闭环控制中，组成基于位置环-传感器闭环控制的主动式力反馈方法。如图 4.3 所示，在等效滑块与导管/导丝的连接处设置传感器。传感器的引入可以有效解决上述两种问题。下面将从传感器消除自主回撤和实施闭环控制两方面进行讨论。

（1）消除自主回撤

利用传感器对主端操作的力反馈信息实施测量，电机位置根据力反馈测量信息来进行选择性控制，具体如下：

$$\theta_{\text{mot}} = \begin{cases} 0 & F_{\text{sens}} = 0 \\ \Gamma(\theta_{\text{mot}}) & F_{\text{sens}} \neq 0 \end{cases} \tag{4.9}$$

式中，F_{sens} 为传感器的测量值；$\Gamma(\theta_{\text{mot}})$ 为电机力反馈位置控制函数。传感器在实施力学测量过程中，由于外界环境扰动和设备内部噪声影响，传感器测量数值会有一定偏差。为了获取稳定有效的力学信号，需对传感器测量的信号进行滤波处理。考虑到卡尔曼滤波的简洁性和有效性，本书采用卡尔曼滤波。

由于信号测量的不稳定性以及外界环境干扰的随机性，在医生手部没有接触主端导管/导丝时，即使经过卡尔曼滤波后，力学传感器的测量值也将在 0 值附近跳动。因此，在实际实施过程中，需要将式(4.9) 更改为：

$$\theta_{\text{mot}} = \begin{cases} 0 & |F_{\text{sens}}| \leqslant F_{\delta} \\ \Gamma(\theta_{\text{mot}}) & |F_{\text{sens}}| > F_{\delta} \end{cases} \tag{4.10}$$

式中，F_{δ} 为传感器测量时的零位波动值，即传感器在不受力时测量的波动幅值。

（2）实施闭环控制

由本节上述力反馈分析，结合传感器引入后控制策略的变化，得出如图 4.4 所示的基于位置环-传感器控制的力反馈闭环控制框图。控制框图中有两处闭环控制，分别是电机输出位移的闭环控制和主端操作器输出力的闭环控制。对于电机位置的闭环控制，通过电机尾部编码器实时采集电机旋转位置信息，并反馈至电机前端 PID 控制器，具体为：

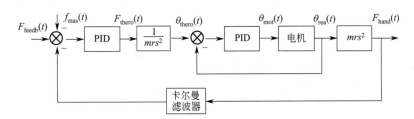

图 4.4　基于位置环-传感器控制的力反馈闭环控制框图

$$\theta_{\text{mot}}(t) = K_{\text{p}}(\theta_{\text{thero}}(t) - \theta_{\text{rea}}(t)) + K_{\text{i}} \int_0^t (\theta_{\text{thero}}(t) - \theta_{\text{rea}}(t)) \mathrm{d}t + K_{\text{d}} \frac{\mathrm{d}(\theta_{\text{thero}}(t) - \theta_{\text{rea}}(t))}{\mathrm{d}t}$$

$$\tag{4.11}$$

式中，$\theta_{\text{mot}}(t)$ 为电机的真实输入角度；K_{p} 为比例系数；$\theta_{\text{thero}}(t)$ 为电机的理论输入角度；$\theta_{\text{rea}}(t)$ 为电机的真实输出角度；K_{i} 为积分系数；K_{d} 为微分系数。

对于输出力的闭环控制，通过传感器采集主端操作器的输出力，经过卡尔曼滤波，将输出力反馈至输入信号中，并通过 PID 控制来完成对输出力的矫正，具体为：

$$F_{\text{thero}}(t) = K_{\text{p}}(F_{\text{feedb}}(t) - f_{\text{mas}}(t) - F_{\text{hand}}(t)) + K_{\text{i}}\int_0^t (F_{\text{feedb}}(t) - f_{\text{mas}}(t) -$$

$$F_{\text{hand}}(t))\mathrm{d}t + K_{\text{d}}\frac{\mathrm{d}(F_{\text{feedb}}(t) - f_{\text{mas}}(t) - F_{\text{hand}}(t))}{\mathrm{d}t} \tag{4.12}$$

式中，$F_{\text{thero}}(t)$ 为电机前端的反馈力理论值；K_{p} 为比例系数；$F_{\text{feedb}}(t)$ 为从端所测量的手术操作力真值；$f_{\text{mas}}(t)$ 为外界环境等效摩擦力；$F_{\text{hand}}(t)$ 为力传感器的测量值，即医生手部感受的力反馈值；K_{i} 为积分系数；K_{d} 为微分系数。

4.4 基于磁粉的被动式力反馈 ▶▶

4.4.1 磁粉扭矩传递机制分析

图 4.5 为磁粉在有无磁场下的状态改变示意图。当磁场建立时，磁粉在工作间隙中迅速形成磁粉链，磁粉链均匀分布，均匀分布的磁粉链可传递力矩。该原理可作为被动式力矩反馈设计思路，当励磁线圈通电时，磁场迅速建立，在上腔体与下腔体之间形成磁粉链，磁粉链均匀分布形成制动力矩。当上腔体旋转时，上腔体和下腔体相对运动，磁粉链不断地断裂与形成，以该种形式不断形成制动力矩来实现力矩反馈。基于磁粉的力反馈技术，反馈力矩随电流变化线性度较好，在建立模型后，通过力学模型分析与标定，确定电流与力矩之间的变化关系，可以实现对力矩反馈的精确控制。

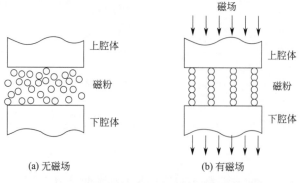

图 4.5　磁粉在有无磁场下的状态改变示意图

　　上述原理应用最为广泛的为磁粉离合器和磁粉制动器，而磁粉离合器和磁粉制动器一般在汽车、民用建筑等减震器中使用普遍。对于磁粉离合器和磁粉制动器，磁粉容腔通常为环形腔，如图 4.6(a) 所示，其磁场方向为回转体（工作时上腔体或下腔体回转）的径向。该种类型的磁粉离合器或制动器，回转体回转时可以借助离心力使磁粉均匀地分布在腔体内，使得回转体受力均匀，能够实现大扭矩输出，并且有利于提高控制精度。因此，该类型的磁粉离合器或制动器被广泛应用于汽车、建筑等行业。

　　目前，磁粉离合器和磁粉制动器大多应用于离合、减震的情况，对于力反馈的实施应用较少。在利用磁粉制动器实施力反馈时，其具有以下优点：①磁粉控制装置结构简单，体积较小；②力矩随电流变化线性度好，便于控制；③传递力矩柔和，运行平稳，无冲击。因此，本书考虑采用磁粉制动器来实现被动式力反馈。

　　对于用主端操作器的力反馈实现，考虑到主端操作的小型化、轻量化设计要求，本书提出采用圆柱腔作为磁粉制动器，如图 4.6(b) 所示，其磁场方向为回转体（工作时上腔体或下腔体回转）的轴向方向。对于磁粉扭矩传递的机制，多数文献通过对环形腔内磁粉扭矩公式的建立，揭示了其工作原理，如文献 [223] 和 [224]。但对于圆柱腔内的磁粉扭矩传递模型，罕见报道。本书结合现有理论，初步建立圆柱腔内的磁粉扭矩传递模型。

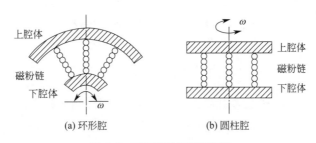

图 4.6　不同类型的磁粉容腔

　　当在磁粉容腔两侧加入磁场，磁粉粒子在磁场的作用下沿着磁场线进行排列。同时，单个磁粉粒子会形成 N 极和 S 极。当磁粉粒子形成磁粉链后，可以等效成两端分别是 N 极和 S 极而中间无极性的磁粉链，如图 4.7 所示。文献 [225] 指出，当两个磁极的尺度远小于两磁极的距离时，无论两个磁极是否在同一磁体下，其均可以等效成两个点磁极。磁粉粒子在圆柱腔内的受力分析如图 4.8 所示，结合文献 [223]，对于圆柱腔内的磁粉扭矩传递具体分析如下。

　　磁粉粒子形成磁粉链后，由于其可看作一对点磁极，因此由库仑定律可知，该对点磁极相互吸引，大小为：

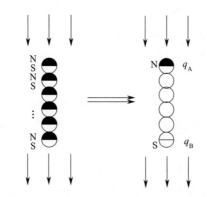

图 4.7　磁粉粒子在磁场下的等效作用示意图

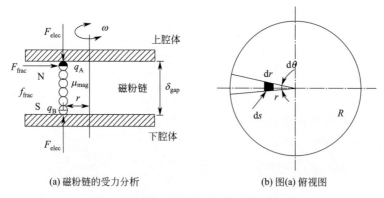

(a) 磁粉链的受力分析　　　　　　(b) 图(a) 俯视图

图 4.8　磁粉粒子在圆柱腔内的受力分析图

$$F_{elec} = k \frac{q_A q_B}{\delta_{gap}^2} \tag{4.13}$$

式中，F_{elec} 为该对点磁极的电磁力；k 为库仑常数；q_A 为上点磁极的电荷量；q_B 为下点磁极的电荷量；δ_{gap} 为该对点磁极的距离，即相对旋转运动的腔体的间隙。

为便于分析计算，将两点磁极的电荷量近似为相同值 q_{mag}，即：

$$q_A = q_B = q_{mag} \tag{4.14}$$

同时，根据文献 [223]，式(4.13) 可以转化为：

$$F_{elec} = \frac{q_{mag}^2}{4\pi \times 10^{-6} \mu_{mag} \delta_{gap}^2} \tag{4.15}$$

式中，μ_{mag} 为磁粉磁导率。磁粉的剪切力可以看成是由磁粉粒子之间的摩擦产生，磁粉的磁化程度随着磁场的增强而变大，磁场越强点磁极之间的电磁力越大。由库仑摩擦定律可知：

$$F_{\text{frac}} = f_{\text{mag}} F_{\text{elec}} \tag{4.16}$$

式中，F_{frac} 为单个磁粉链的剪切力；f_{mag} 为磁粉粒子之间的摩擦系数。因此，单个磁粉链的剪切力为：

$$F_{\text{frac}} = \frac{f_{\text{mag}} q_{\text{mag}}^2}{4\pi \times 10^{-6} \mu_{\text{mag}} \delta_{\text{gap}}^2} \tag{4.17}$$

对于单位面积内磁粉剪切力的计算，设磁粉数目为 ξ_{mag}，则单位面积内磁粉所产生的剪切力为：

$$\tau_{\text{mag}} = \xi_{\text{mag}} F_{\text{frac}} \tag{4.18}$$

将式（4.17）代入式（4.18），可得：

$$\tau_{\text{mag}} = \frac{f_{\text{mag}} \xi_{\text{mag}} q_{\text{mag}}^2}{4\pi \times 10^{-6} \mu_{\text{mag}} \delta_{\text{gap}}^2} \tag{4.19}$$

设单位面积上磁场的强度为 B_{mag}，而该磁场是使磁粉形成极性的有效外力，因此单位面积上磁场强度的部分值可以等效为单位面积上磁粉形成的总磁极强度，因此有：

$$\xi_{\text{mag}} q_{\text{mag}} = \alpha B_{\text{mag}} \tag{4.20}$$

式中，α 为磁场转化系数。

联立式（4.19）和式（4.20），可得单位面积上磁粉的剪切力为：

$$\tau_{\text{mag}} = \frac{\alpha^2 f_{\text{mag}} B_{\text{mag}}^2}{4\pi \times 10^{-6} \mu_{\text{mag}} \delta_{\text{gap}}^2 \xi_{\text{mag}}} \tag{4.21}$$

单位面积内，磁粉所产生的扭矩为：

$$dT_{\text{mag}} = \tau_{\text{mag}} r \, ds \tag{4.22}$$

式中，T_{mag} 为磁粉所产生的扭矩；r 为磁粉链距离上下腔体回转中心的距离；s 为磁粉所占据的面积。

将式（4.21）代入式（4.22），可得：

$$dT_{\text{mag}} = \frac{\alpha^2 f_{\text{mag}} B_{\text{mag}}^2}{4\pi \times 10^{-6} \mu_{\text{mag}} \delta_{\text{gap}}^2 \xi_{\text{mag}}} r \, ds \tag{4.23}$$

对于磁粉所占据的单位面积 ds，如图 4.8(b) 所示，故有：

$$ds = \frac{1}{2}(r + dr)^2 d\theta - \frac{1}{2} r^2 d\theta \tag{4.24}$$

约去式（4.24）中的高阶分量 $(dr)^2 d\theta$，并将其代入式（4.23），可得：

$$dT_{\text{mag}} = \frac{\alpha^2 f_{\text{mag}} B_{\text{mag}}^2}{4\pi \times 10^{-6} \mu_{\text{mag}} \delta_{\text{gap}}^2 \xi_{\text{mag}}} r^2 \, dr \, d\theta \tag{4.25}$$

由式（4.25）可求得：

$$T_{mag} = \iint \frac{\alpha^2 f_{mag} r^2 B_{mag}^2}{4\pi \times 10^{-6} \mu_{mag} \delta_{gap}^2 \xi_{mag}} dr d\theta \qquad (4.26)$$

当上下腔体在旋转时,磁粉链受到转动的影响而产生迁移,其将产生磁粉黏滞阻力和磁粉向心力,该两种力将削弱磁粉所产生的扭矩,因此需要对式(4.26)进行修正。由于医生在操作过程中,对于导管/导丝的旋转操作属于轻微操作,其旋转速度和旋转角度所附加产生的磁粉黏滞阻力和磁粉向心力远小于磁粉电磁力,故本书对此不进行考虑。

在利用圆柱腔式磁粉制动器进行力反馈时,需要对圆柱腔体的摆放形式进行分类,最常见的摆放形式有水平放置和垂直放置,如图4.9所示。当磁粉制动器垂直放置时,上下腔体的转轴与水平面垂直,如图4.9(a)所示,此时磁粉均匀分布平铺在下腔体上,故式(4.26)可转化为:

$$T_{mag} = \int_0^{2\pi} \int_0^R \frac{\alpha^2 f_{mag} r^2 B_{mag}^2}{4\pi \times 10^{-6} \mu_{mag} \delta_{gap}^2 \xi_{mag}} dr d\theta \qquad (4.27)$$

式中,R 为上下腔体的半径。对式(4.27)进行求解可得:

$$T_{mag} = \frac{\alpha^2 f_{mag} R^3}{6 \times 10^{-6} \mu_{mag} \delta_{gap}^2 \xi_{mag}} B_{mag}^2 \qquad (4.28)$$

当磁粉制动器水平放置时,上下腔体的转轴与水平面平行,如图4.9(b)所示,此时磁粉在重力作用下散落在圆柱腔底部,故式(4.26)可转化为:

$$T_{mag} = \int_{-\theta/2}^{\theta/2} \int_{R_1}^R \frac{\alpha^2 f_{mag} r^2 B_{mag}^2}{4\pi \times 10^{-6} \mu_{mag} \delta_{gap}^2 \xi_{mag}} dr d\theta \qquad (4.29)$$

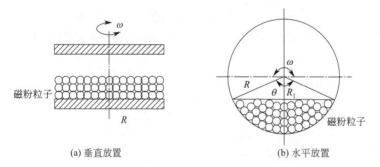

(a) 垂直放置　　　　　　　　　(b) 水平放置

图4.9　圆柱腔体不同放置形式下的磁粉分布图

对式(4.29)进行求解可得:

$$T_{mag} = \frac{\alpha^2 f_{mag} \theta(R^3 - R_1^3)}{12\pi \times 10^{-6} \mu_{mag} \delta_{gap}^2 \xi_{mag}} B_{mag}^2 \qquad (4.30)$$

由式(4.26)可知,在其他条件不变时,磁粉制动器所产生的力矩与单位面积上磁场强度的平方成正比，故通过改变磁场的大小，可以对磁粉制动器力矩实现精确控制。同时，通过增大磁场、减小上下腔体间隙、增大上下腔体回转半径等措施可以提高反馈力矩值。

在利用式(4.28)或式(4.30)进行磁粉反馈力矩计算时，其中的磁粉数量 ξ_{mag} 并不是固定的，为了使得在不同的放置情况下达到最好的力矩反馈效果，需要根据具体的放置情况进行磁粉量的设计计算，同时根据具体放置角度对式(4.26)的积分限进行重新设置。

本书为了减小主端操作器的体积，简化传动部件，将磁粉制动器的转轴设置成与主端导管/导丝平行。医生在实际手术过程中，导管/导丝是水平放置的，即轴线与水平面平行，故本书磁粉制动器的放置方式为水平放置。

4.4.2　被动式力反馈设计

根据 4.4.1 小节分析，本书采用圆柱腔式磁粉制动器，其结构如图 4.10 所示。该圆柱腔式磁粉制动器包括线圈底座、磁粉腔、转轴、轴承、基座、密封圈、端盖和螺钉。转轴的一端通过轴承固定在基座内，其另一端设置在磁粉腔中。磁粉腔内放置磁粉，线圈底座可产生磁场，并作用于磁粉腔内的磁粉。基座的另一侧设置密封圈，实现对磁粉的隔离密封。端盖实现对密封圈的预紧，并通过螺钉装配在基座上。

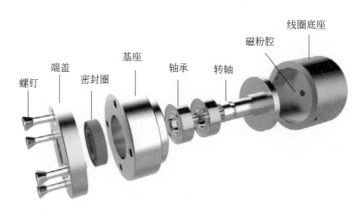

图 4.10　圆柱腔式磁粉制动器结构

在利用磁粉制动器作为力/力矩反馈输出时，常用的方式是将磁粉制动器直接与输出部件或传动部件连接。如文献［156］在利用磁粉制动器作为力反馈输出时，通过绳索驱动，将力矩输出转化为力输出。在此过程中，由于传动机构中存在滑轨且需要大幅度移动，因此外界环境所产生的摩擦力影响甚至淹没输出的反馈力。若采用该种直接输出的方式，因磁粉被动式反馈无法对外界环境摩擦力进行补偿，其反馈效果较差。

由以上分析可知，在利用被动式设备（如磁粉制动器）实施微小力反馈时（如介入手术中的操作力），需要从以下四个方面进行考虑：①缩短传递路线；②简化传递部件；③降低外界摩擦力；④提高传动效率。由于上述四个方面考虑的存在，磁粉制动器在微小力/力矩反馈的应用中受到限制。在利用磁粉制动器实现力反馈时，由于是将力矩反馈通过传递部件转化为力反馈，将受到滑轨摩擦力的严重影响。而利用磁粉制动器实现力矩反馈时，需要缩短其传动路线。

针对上述问题，在采用磁粉制动器来实现手术操作的力矩反馈时，为了提高力矩反馈精度，本书提出一种含有缩放机构的力矩反馈方式。通过在磁粉制动器输出机构后增加缩放机构，将输出的力矩进行缩放，以提高力矩反馈精度，其原理如图 4.11 所示。

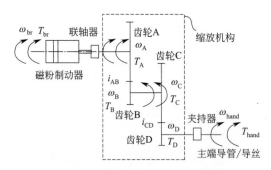

图 4.11　含有缩放机构的力矩反馈原理

图 4.11 中，磁粉制动器通过联轴器与缩放机构相连，将输出扭矩传递至缩放机构，缩放机构通过夹持器与导管/导丝连接。缩放机构为二级齿轮组，包括齿轮 A、齿轮 B、齿轮 C 和齿轮 D，齿轮 A 与齿轮 B 啮合，齿轮 C 和齿轮 D 啮合，齿轮 B 和齿轮 C 同轴固连。将磁粉制动器作为动力输入部件，将齿轮 D 作为动力输出部件，因此有：

$$T_A = \frac{T_B}{i_{AB}} \tag{4.31}$$

$$T_C = \frac{T_D}{i_{CD}} \tag{4.32}$$

$$\omega_A = i_{AB}\omega_B \tag{4.33}$$

$$\omega_C = i_{CD}\omega_D \tag{4.34}$$

式中，T_A 为齿轮 A 的扭矩；i_{AB} 为齿轮 A 对齿轮 B 的传动比；T_B 为齿轮 B 的扭矩；T_C 为齿轮 C 的扭矩；i_{CD} 为齿轮 C 对齿轮 D 的传动比；T_D 为齿轮 D 的扭矩；ω_A 为齿轮 A 的转速；ω_B 为齿轮 B 的转速；ω_C 为齿轮 C 的转速；ω_D 为齿轮 D 的转速。

磁粉制动器通过联轴器与齿轮 A 固连，齿轮 B 和齿轮 C 同轴固连，齿轮 D 通过夹持器与主端导管/导丝相连，因此有：

$$T_{br} = T_A = T_B \tag{4.35}$$

$$T_C = T_D = T_{hand} \tag{4.36}$$

$$\omega_{br} = \omega_A = \omega_B \tag{4.37}$$

$$\omega_C = \omega_D = \omega_{hand} \tag{4.38}$$

式中，T_{br} 为磁粉制动器的输出扭矩；T_{hand} 为主端导管/导丝的输出扭矩，即医生手部感受到的扭矩；ω_{br} 为磁粉制动器的角速度；ω_{hand} 为主端导管/导丝的角速度，即医生手部旋转操作的角速度。

联立式(4.31)～式(4.38) 可得：

$$T_{hand} = i_{AB} i_{CD} T_{br} \tag{4.39}$$

$$\omega_{hand} = \frac{\omega_{br}}{i_{AB} i_{CD}} \tag{4.40}$$

由式(4.39) 和式(4.40) 可知，在改变传动比 i_{AB} 和 i_{CD} 时，可以改变磁粉制动器输出扭矩与手部所感受到扭矩的比值，并且手部的操作旋转角度也将发生变化。当 $i_{AB} < 1$，$i_{CD} < 1$ 时，磁粉制动器所输出的扭矩将被缩小。这种含有缩放机构的力矩反馈方式具有以下优点：

① 降低了磁粉制动器启动转矩的影响。磁粉制动器在启动时，其启动转矩不可避免地受到磁粉初始黏滞阻力、轴承摩擦力和装配误差等影响（图 4.10）。对于心脑血管介入手术中导管/导丝的操作，其操作力矩微小（最大不超过 14mN·m[222]），因此磁粉制动器的启动转矩将严重影响导管/导丝的扭矩反馈。当采用缩放机构对磁粉制动器的输出扭矩进行缩放时，其启动扭矩将变为原先的 $1/n_i$（其中 $n_i = 1/(i_{AB} i_{CD})$），此时将大大降低启动转矩对扭矩反馈精度的影响。本书选用的传动比 $i_{AB} = i_{CD} = 26/9$，因此启动转矩的数值降低至未增加缩放机构时的 11.98%。

② 降低了外界摩擦影响。缩放机构降低外界摩擦影响的原理类似于对磁粉制动器启动转矩影响的降低，当摩擦存在于缩放机构与磁粉制动器之间，如滚动轴承等影响，该摩擦力的数值将降低至原先数值的 11.98%。而当摩擦存在于缩放机构内部时，如存在于缩放机构的输入轴中，此时缩放机构对该摩擦力进行一级缩放（缩放机构为二级传动，现能利用齿轮 C 和齿轮 D 的一级传动来完成），该摩擦力的数值将降低至原先的 34.62%。

③ 提高了磁粉制动器输入电流的调节范围，进而提高了输出扭矩的控制精度。利用缩放机构对磁粉制动器输出扭矩进行缩放后，可以实现对磁粉扭矩进行微调，即可以采用大范围的电流变化来实现扭矩微小变化的调节，电流变化范围扩大为原先的 n_i 倍（$n_i = 1/(i_{AB}i_{CD})$），从而极大提高了输出扭矩的控制精度。

在磁粉制动器的传动机构中引入了缩放机构后，除了带来上述优点外，还会引入外界摩擦力，并加长传动路径。外界摩擦力的引入和传动路径的增加，将不利于力矩反馈精度的提高。然而，齿轮为所有传动部件中传动效率最高的部件，其传动效率可达 99%[226]。因此，采用齿轮作为减速部件设计的缩放机构，由于其为二级传动，其传动效率可高达 98.01%。因此，即使采用缩放机构增加了传动路径，但其因传动路径增加而带来的损失只有 1.99%。同时，缩放机构能够极大降低其自身引入的摩擦力的影响。因此，缩放机构的引入对传动精度造成的负面影响可以忽略不计。相反，缩放机构的引入极大地提高了磁粉制动器输入电流的调节范围，降低了启动扭矩的影响，进而提高了磁粉制动器的控制精度。

4.5 主端操作器结构设计　▶▶

机器人主端操作器的主要功能为采集医生手部的操作动作，将信号传递至从端操作器以实现从端操作器的运动控制。同时，将从端操作器的测力信息传递至主端操作器，生成力反馈并传递至医生。为了简化主从系统的控制，本书采用主从同构式设计，即主端操作器与从端操作器的运动形式相同，整体框架基本相同。

4.5.1 直线力反馈机构结构设计

根据 4.3 节所述的直线力反馈原理，本书设计的直线力反馈机构如图 4.12 所示，包括底座、张紧机构、滑轨、测力支撑基座和驱动机构，其中张紧机构、滑轨和驱动机构均固定在底座上。驱动机构中的同步带轮与测力支撑基座连接，通过电机的驱动，可带动测力支撑基座在滑轨上移动。张紧机构可以沿滑轨轴向进行调节，以用于同步带的张紧与放松。测力支撑基座一方面用于直线力反馈的测量，来实现闭环反馈控制，另一方面为旋转扭矩反馈机构提供支撑。

驱动机构三维爆炸图如图 4.13 所示，其包括电机、电机支座、联轴器、轴承支座、驱动轴、定位套筒和同步带轮。电机通过电机支座固定在底座上，联轴器的一端与电机输出轴相连，另一端与驱动轴相连，驱动轴设置在两轴承支座中。同步带轮固定在驱动轴上，并通过定位套筒完成轴向定位。同步带轮与同步带啮合，通过电机的转动，实现旋转运动与直线运动的转化。

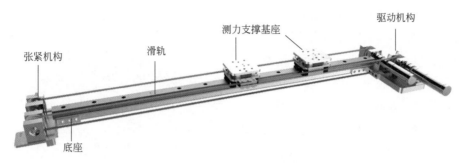

图 4.12　直线力反馈机构三维图

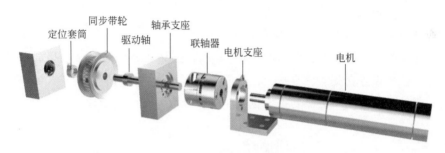

图 4.13　驱动机构三维爆炸图

测力支撑基座的三维爆炸图如图 4.14 所示，主要由同步带连接件、连接座、滑轨、传感器和支撑座组成。连接座设置在滑轨（固连在底座）的滑块上，同步带连接件与同步带连接，从而可实现整个测力支撑基座的移动。传感器设置在连接座内部，其一端与连接座相连，另一端与支撑座相连。支撑座固定在连接座内部的滑轨上，其顶部设置有预留孔，用作与旋转扭矩反馈机构的连接。

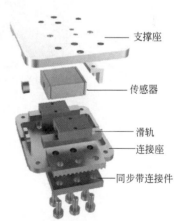

图 4.14　测力支撑基座三维爆炸图

为了实现主端操作器的轻量化和小型化，同时考虑到同步带传动的精度，本书对直线运动的采集装置进行了简化。利用电机自带编码器，通过同步带的运动实现对测力支撑基座直线运动的测量，而主端导管/导丝通过夹持件紧固在测力支撑基座上，因此该种方式可用于医生操作主端导管/导丝直线运动信息的测量。

83

4.5.2　旋转扭矩反馈机构结构设计

旋转扭矩反馈机构三维图如图 4.15 所示，其整体固定在直线力反馈机构中的测力支撑基座上（图 4.12）。旋转扭矩反馈机构三维爆炸图如图 4.16 所示，其主要包括磁粉制动器、侧向固定板、轴承、光电编码器、转轴、支撑基座、齿轮、导管夹持件和导管。磁粉制动器固定在侧向固定板上，并通过联轴器与齿轮连接。旋转扭矩反馈机构含有两对相互啮合的直齿轮，直齿轮各自通过转轴固定在侧向固定板上。光电编码器用

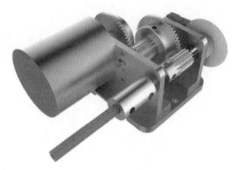

图 4.15　旋转扭矩反馈机构三维图

来测量主端导管/导丝的旋转运动信息，其包含读头和栅格圆盘。栅格圆盘与转轴固连，读头设置在侧向固定板上。导管通过导管夹持件与转轴相连，当导管转动时，带动转轴及栅格圆盘转动，读头将实时读取导管的转动信息。

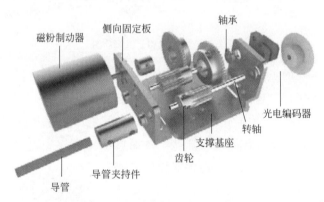

图 4.16　旋转扭矩反馈机构三维爆炸图

旋转扭矩反馈机构分为导管旋转扭矩反馈机构和导丝旋转扭矩反馈机构，两者分别用于实现对导管和导丝的力矩反馈和旋转测量，两者的不同主要有以下三点：

①　夹持件不同：连接导管用导管夹持件与连接导丝用导丝夹持件，原理相似但直径不同，通过设置不同尺寸来适应不同直径导管和导丝的夹持。

②　转轴不同：医生在实际操作导管/导丝时，导管/导丝同轴布置，且导丝穿入导管中。为了保留医生现有经验，连接导管用转轴为通孔设计，该通孔可供导丝穿过，使得导管/导丝同轴布置。连接导丝用转轴为实心轴。

③　所处位置不同：由于导管/导丝为同轴布置且导丝位于导管中，因此导管

扭矩反馈装置设置在导丝扭矩反馈装置前端，即导管扭矩反馈装置设置在靠近医生手部操作的一侧。

将直线力反馈机构和旋转扭矩反馈机构进行组合，组成基于混合式力反馈的高临场感血管介入手术机器人主端操作器。旋转扭矩反馈机构装配在直线力反馈机构的测力支撑基座上，并组成导管模块和导丝模块。导管模块与真实手术导管连接，导丝模块与真实手术导丝连接。高临场感血管介入手术机器人主端操作器三维图如图 4.17 所示，样机如图 4.18 所示。

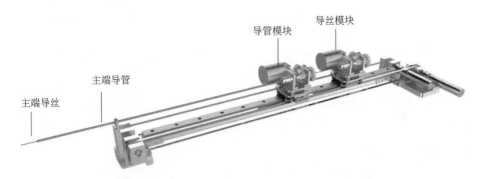

图 4.17　高临场感血管介入手术机器人主端操作器三维图

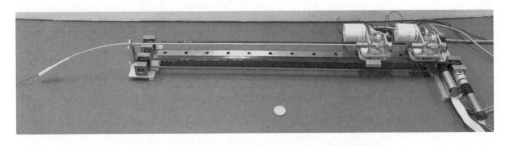

图 4.18　高临场感血管介入手术机器人主端操作器样机

4.6　主端操作器性能验证

4.6.1　力反馈性能验证

（1）实验设计

主端操作器可实现直线力反馈和旋转扭矩反馈。为了完成对主端操作器力反馈性能验证，本小节设计实验分别对直线力反馈性能和旋转扭矩反馈性能进行验证。实验中，通过控制系统发出指令，使得主端操作器输出恒定数值的反馈力和反馈力矩，通过传感器测量出具体的输出值，并进行比对。

直线力反馈性能验证实验设置如图 4.19 所示，传感器（Gamma，ATI Industrial Automation，Inc.，US）通过连接杆与主端导管夹持件相连，传感器固定在传感器基座上，传感器基座与地面固连。控制器发出指令，电机开始运行并在主端导管末端产生特定的直线力，直线力的数值分别为 0.1N、0.2N、0.5N、0.8N、1.0N、1.5N、2.0N、2.5N、3.0N 和 3.5N。每个特定数值的力重复 10 次，并记录下每次实验传感器的示数。

旋转扭矩反馈性能验证实验采用与直线力反馈性能验证实验相同的实验设置，由于上述实验中的传感器为六轴传感器，可以同时测量力和力矩，因此该传感器在本实验中被用来测量扭矩。实验设置与直线力反馈相同，如图 4.19 所示，传感器固定在基座上，并且能够绕基座进行旋转。对于恒定力矩输

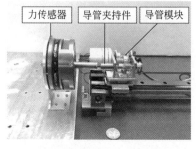

图 4.19　直线力反馈性能验证实验设置

出实验，控制器发出指令，在主端导管末端产生特定的旋转扭矩，数值分别为 2mN·m、4mN·m、6mN·m、8mN·m、10mN·m、12mN·m、14mN·m、16mN·m、18mN·m 和 20mN·m。与此同时，旋转传感器使得其绕传感器固定轴进行旋转，带动磁粉制动器输出轴发生转动，记录下传感器旋转过程中的最大值，即为测定的力矩反馈值。上述实验操作，每组重复 10 次。

（2）实验结果

直线力反馈精度和旋转扭矩反馈精度如图 4.20 所示，图中包含控制信号数值（期望值）和实测值。同时，对每组实验实测值的平均值、标准偏差和相对误差进行了计算。直线力反馈实验中，最大相对误差为 10.39%，最小相对误差为 5.47%。旋转扭矩反馈实验中，最大相对误差为 6.13%，最小相对误差为 4.25%。

（3）实验讨论

对比上述力反馈精度测评结果和力矩反馈精度测评结果，力矩反馈精度高于力反馈精度。造成该种现象的原因主要有以下两个方面：

① 力矩反馈中增设了缩放机构：缩放机构将磁粉制动器输出的反馈力矩进行缩放，不仅降低了外界摩擦与自身启动转矩的影响，而且可以实现高精度微调。

② 电机输出位移的稳定性：电机在进行力反馈时，需要根据编码器和传感器数值来不断调整输出位移，容易造成在某一位置附近出现爬行现象，进而造成力反馈不稳定。

对于力反馈和力矩反馈的精度，根据文献［227］可知，在反馈力为 0.5～

200N 的范围内反馈误差为 7%～10% 即可满足要求，因此力反馈精度基本达到临床手术要求。根据文献［228］可知，力矩反馈精度在 13% 即可满足临床手术要求，因此本章设计的主端操作器力矩反馈精度达到临床手术要求。

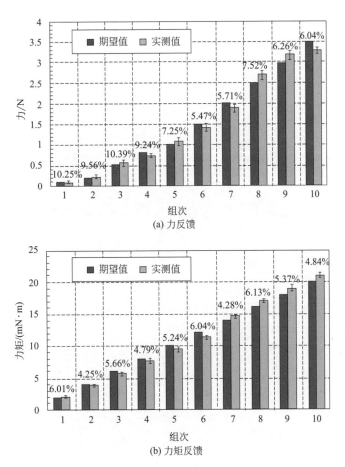

图 4.20　直线力反馈和旋转扭矩反馈精度测量结果

4.6.2　运动信号采集性能验证

（1）实验设计

主端操作器所采集的运动信号包括直线运动信号和旋转运动信号，本小节将分别从直线运动信号采集性能和旋转运动信号采集性能两方面进行验证。直线运动信号采集性能验证实验设置如图 4.21 所示，将主端导管模块与连接板连接，连接板通过固定块与直线滑台相连。将运动信号输入直线滑台，带动导管模块做直线运动。对于直线运动准确度的测量，直线滑台以 40mm/s 从任意点开始运动，每次运动 50mm 后停止，记录下此时主端操作器所测得的直线位置数据。直线滑台返回原点，并在此按照上述方式运动，重复该实验 10 次。

旋转运动信号采集性能验证实验设置如图 4.22 所示，将主端导管模块通过联轴器和电机相连，电机以 50°/s 进行旋转，旋转 60° 后停止，记录下电机停止时主端操作器所测得的旋转位置数据。电机反转返回到原点，并在此按照上述方式运动，重复该实验 10 次。

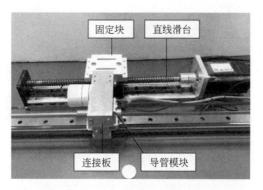

图 4.21　直线运动信号采集性能验证实验设置

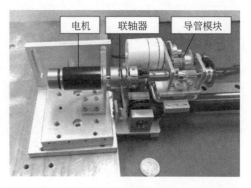

图 4.22　旋转运动信号采集性能验证实验设置

（2）实验结果

主端操作器运动信号采集性能测试结果如表 4.1 所示。直线运动信号检测的平均误差为 0.10mm，标准差为 ±0.06mm。旋转运动信号检测的平均误差为 0.51°，标准差为 ±0.33°。

表 4.1　主端操作器运动信号采集性能测试结果

运动方式	平均误差	标准差
直线运动/mm	0.10	±0.06
旋转运动/(°)	0.51	±0.33

（3）实验讨论

对于直线运动信号的采集，是通过电机末端的编码来实现。电机末端编码器具有高精度，加之电机的转动是通过电机内部的齿轮箱传递至编码器，因此电机末端编码器对于电机外部旋转的检测精度能达到精密级别。同时，由于同步带的传动精度高，能够将导管/导丝的直线运动精确地转化为电机的旋转运动，因此主端操作器对于直线运行的检测精度较高。

对于旋转运动信号的采集，通过齿轮组将导管/导丝的旋转直接传递至外部编码器的码盘，测量旋转运动信号相对较为直接。

总之，本章设计的主端操作器可以实现直线运动和旋转运动的精确检测，满足临床操作需求。

4.7 本章小结

本章提出了一种主动-被动混合式力反馈方法，并对其中的两种力反馈方式进行了详细论述，包括基于位置环-传感器控制的主动式力反馈设计、磁粉扭矩传递机制分析、被动式力反馈设计；根据该力反馈方法，结合医生操作运动模式和器械尺度，设计了直线力反馈机构和旋转扭矩反馈机构，并最终设计完成了高临场感主端操作器；设计了力反馈性能实验和运动信号采集性能实验，验证了主端操作器的操作性能。实验结果表明，本章设计的主端操作器能够精确地采集医生操作过程中导管/导丝的直线运动和旋转运动信息，能够实时地完成操作力和操作力矩反馈。

第5章

血管介入手术机器人安全策略

5.1 引言　　　　　　　　　　　　　　　　　　　　▶▶

　　无论是传统的心脑血管介入手术，还是利用机器人辅助实施的血管介入手术，手术安全性是其中最为重要的问题。目前，对手术操作安全性的影响因素主要体现在以下三个方面：

　　① 血管损伤或破裂。在实施心脑血管介入手术时，导管和导丝无法避免地与血管发生摩擦和碰撞，其中的碰撞尤为重要，血管破裂等医疗事故的发生也因碰撞引起。但在常规手术操作中，血管的碰撞损伤无法避免。即使操作非常成功的临床手术，血管也在一定程度上受到了损伤。事实上，由于手术过程中导管/导丝的操作力太过微小，而且变化迅速，医生很难把操作力精确地控制在一个很小的范围内。微小程度的血管损伤不利于病人术后恢复，严重的血管损伤甚至会造成血管破损，进而引发医疗事故。

　　② 不合适及危险操作。医生在机器人主端操作器实施操作，从端操作器则再现医生手术操作。当医生在意外情况下实施不合适甚至危险操作时，从端操作器直接复制再现医生操作，将造成手术危险，甚至引发医疗事故。

　　③ 操作连续性差。当发生危险操作时，常用手段是切断电源，或切断主端操作器与从端操作器之间的通信。在危险操作处理结束后，需要重启电源或控制程序，同时医生也需要重新进入手术状态。这种方式严重影响了医生手术操作的连续性，其不仅需要实施繁杂的操作，而且还需医生重新调整并进入手术状态。繁杂的

非手术操作极易引发医生的不适与烦感，不利于医生经验技巧的发挥。因此，目前的血管介入手术机器人所采用的安全机制不仅增加了手术难度，降低了手术效率，而且在一定程度上影响医生经验技巧的发挥，进而对手术的安全性造成影响。

上述三个影响手术安全操作的因素中，因素②和因素③存在于利用机器人辅助实施的血管介入手术中，而因素①不仅存在于利用机器人辅助实施的血管介入手术中，而且还存在于传统血管介入手术中。

为此，本章提出一种机器人安全策略，不仅能够解决机器人辅助实施血管介入手术所引入的不合适及危险操作、操作连续性差的问题，而且可以大幅减小传统血管介入手术中的血管损伤或破裂，以提高心脑血管介入手术实施的安全性。本章内容安排如下：首先，提出临床手术分层操作概念，将医生具体的手术操作根据操作力信息进行分层划分，根据不同层级采取具体的操作策略，以提高操作的安全性。其次，基于临床手术分层概念，提出基于分层操作的安全策略，包括运动保护机构、分层力反馈方法、运动缩减控制，并对具体原理和方法进行详细分析与设计。然后，完成安全策略的实验标定与相关参数设计。最后，为提高安全策略的安全性与有效性，对机器人从端操作器进行力学测量补偿研究，提高其力学测量精度，为安全策略中操作的分层划分及实施提供基础。

5.2 临床手术分层操作概念 ▶▶

在临床手术实施过程中，手术器械与组织或器官发生接触，接触时产生的操作力是医生获取具体操作信息的重要途径。尤其是在利用机器人实施主从式操作时，利用该操作力生成的力反馈则是医生发挥其经验的重要手段。例如，在本书研究所涉及的心脑血管介入手术中，医生操作导管和导丝实施手术，导管和导丝的操作力直接反映了导管和导丝在血管中的运动状态。医生根据该操作力信息，同时结合图像信息，最终将导管和导丝推送至病灶位置并完成手术。为此，本书提出了临床手术分层操作概念，根据手术过程中操作力的大小将手术操作进行分层划分，如图 5.1 所示。

图 5.1 中横轴表示手术时间，纵轴表示手术过程中的操作力，危险力阈值 F_S 为手术危险操作阈值，即引发组织或器官破损的最小操作力，警示力阈值 F_W 为手术安全操作的警示值，即手术器械初步开始损伤组织或器官的最小操作力。实线代表手术过程中的操作力变化情况，如心脑血管介入手术中导管/导丝的操作力，其因导管/导丝在血管中的位姿变化而发生变化。根据操作力变化值，

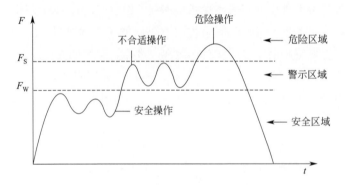

图 5.1　临床手术分层操作概念图

将手术操作划分为三个操作区域：

① 安全区域：手术操作力小于警示力。在该区域内，手术器械几乎对组织或器官没有损伤，此时的手术操作定义为"安全操作"。

② 警示区域：手术操作力大于等于警示力，但小于危险力。在该区域内，手术器械开始对组织或器官有轻微损伤，此时的手术操作定义为"不合适操作"。

③ 危险区域：手术操作力大于等于危险力。在该区域内，手术器械开始对组织或器官有严重损伤，此时的手术操作定义为"危险操作"。

根据该分层操作概念的划分以及临床操作的需求，临床操作原则可概括为：增加"安全操作"、减少"不合适操作"、消除"危险操作"。该操作原则可为手术机器人的设计提供参考。依照上述原则，手术机器人通过不同的设计与控制方法，从上述三个方面来提高手术的安全性。当提高手术过程中"安全操作"所占的比例时，手术的安全性将大幅提高。当减少手术中的"不合适操作"时，能够减少手术对于器官或组织的损伤，从而有利于患者术后恢复。当手术中的"危险操作"被消除时，将能有效抑制医疗事故的发生。不同的手术具有不同的操作特性，即使对于同一种临床手术，在不同的操作区域，其操作力也是完全不同的。为了最大限度地提高临床手术的安全性、减小手术对器官组织的损伤，需要对不同的操作区域制定不同的操作策略。该临床手术分层操作概念可以为手术机器人的设计和操作策略制定提供参考。

5.3 基于分层操作的安全策略

5.3.1 安全策略总体设计

根据 5.2 节临床手术分层操作概念，针对心脑血管介入手术的临床操作需求，本节提出一种基于分层操作的安全策略。同时，本书首次提出了一种分层力反馈方法，并将该方法融合到了基于分层操作的安全策略中。分层力反馈方法能够根据不同的操作情况，提供三种不同的力反馈形式：常规型力反馈、放大型力反馈和截止型力反馈。

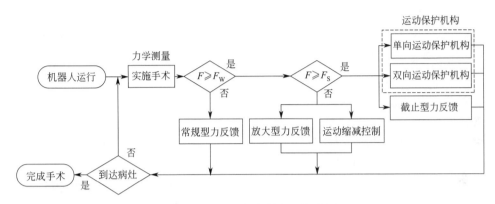

图 5.2　基于分层操作的安全策略流程

基于分层操作的安全策略流程如图 5.2 所示，血管介入手术机器人辅助医生开始实施手术，同时进行力学测量，将实时测得导管和导丝的操作力（F）与设定阈值进行比对：当操作力小于警示力阈值时（$F < F_W$），分层力反馈方法形成常规型力反馈；当操作力大于等于警示力阈值但小于危险力阈值时（$F_W \leqslant F < F_S$），分层力反馈方法形成放大型力反馈，同时运动缩减控制开始运行；当操作力大于等于危险力阈值时（$F \geqslant F_S$），分层力反馈方法形成截止型力反馈，同时运动保护机构开始运行。在上述过程中，医生根据导管/导丝的位置判断是否到达病灶。如果没有到达，继续重复上述操作，直至导管/导丝到达病灶完成手术。该基于分层操作的安全策略能够减小血管损伤、提高手术安全性和保证医生手术操作的连续性，其功能实现如下：

① 当医生在安全区域内实施手术操作时，医生获得常规型力反馈。此时医生通过常规型力反馈获得具体的手术操作情况，机器人从端操作器完全复制医生手部操作，导管/导丝对血管几乎不造成损伤。

② 当医生在警示区域内实施手术操作时，医生获得放大型力反馈。该放大型力反馈实时警示医生其手术操作属于"不合适操作"，此时医生将减少不适合操作。同时，运动缩减控制将一定程度地减小导管/导丝的运动量，从而减少导管/导丝与血管的碰撞。换言之，减少了导管/导丝因不适合操作对血管造成的损伤。

③ 当医生在危险区域实施手术操作时，医生获得截止型力反馈。该截止型

力反馈不仅能够有效提醒医生当前的操作状态，而且能在一定程度上阻止医生继续向前推动导管/导丝。同时，运动保护机构开始运行，将"危险操作"在线消除。该运动保护机构由单向运动保护机构和双向运动保护机构组成，具有双重保护机制，能够实现在线双重消除"危险操作"。在"危险操作"出现时，能够通过运动保护机构将其消除，医生能够继续实施手术操作。此时，医生无须断开机器人系统主从连接或进行其他操作来消除"危险操作"，保证了手术操作的连续性，并提高了手术操作效率。

5.3.2 运动保护机构

运动保护机构由单向运动保护机构和双向运动保护机构组成，其原理如图5.3所示。单向运动保护机构设置在滑轨上，其能够实现前进和后撤运动。双向运动保护机构设置在单向运动保护机构和血管之间。单向运动保护机构能够在手术过程中夹持或释放导管/导丝，从而能够将导管/导丝推送到目标病灶位置。单向运动保护机构对导管/导丝的夹持力可以根据导管/导丝位于血管中的不同位置进行在线调节，如位于主动脉弓、左颈总动脉等。当导管/导丝的操作力超过血管危险力阈值时，单向运动保护机构将释放导管/导丝，此时导管/导丝将在单向运动保护机构中滑动，导管/导丝失去前进的推送力，从而无法继续前进。因此，通过调节单向运动保护机构对导管/导丝的夹持力，来实现导管/导丝对血管的保护。

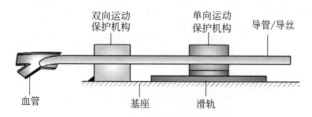

图5.3 运动保护机构原理示意图

与此同时，当医生实施"危险操作"时，双向运动保护机构也开始工作。双向运动保护机构通过夹持导管/导丝，来阻止导管/导丝继续向前运动，从而消除了"危险操作"，起到了对血管的保护作用。此时，导管/导丝无法向前运动，但可以向后进行回撤运动。因此，医生无须重启机器人系统或在从端手动将导管/导丝撤回，保证了手术操作的连续性，并提高了手术操作效率。

（1）单向运动保护机构

本书分别在3.2.1小节和3.2.2小节中提出利用静态连接和锥面夹持原理来完成对导管/导丝的夹持。对于单向运动保护机构的设计，本书继续采用上述原理，并通过对其结构进行改进来完成设计。单向运动保护机构的原理如图 5.4 所示，两个夹持块和弹簧组成夹持单元，夹持单元设置在固定座内，电机通过联轴器与齿轮组相连，齿轮组通过螺母丝杠副与夹持单元相连。当电机转动时，带动丝杠副在水平方向上前进或后撤，从而实现夹持单元对于导管/导丝的夹持和放松。因此，通过控制电机的转动角度与转动方向，可以实现对导管/导丝夹持状态的控制。

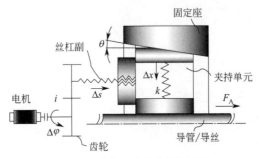

图 5.4　单向运动保护机构原理

对于单向运动保护机构的夹持力，通过电机的转动来改变夹持单元位于固定座的位置，从而使得弹簧的压缩量发生变化来产生不同的夹持力，其运动学关系如下：

$$\Delta s = \frac{\Delta \varphi p}{i} \tag{5.1}$$

$$\Delta x = \Delta s \tan\theta \tag{5.2}$$

将式(5.1) 代入式(5.2)，可得：

$$\Delta x = \frac{\Delta \varphi p \tan\theta}{i} \tag{5.3}$$

式中，Δs 表示丝杠副和夹持单元在水平方向移动的位移；$\Delta \varphi$ 表示电机的转动角度；p 表示丝杠副的导程；i 表示齿轮组的传动比；Δx 表示弹簧在轴向的变化量；θ 表示夹持单元与固定座接触的斜切面与水平面的夹角。

夹持单元夹持力可表示为：

$$F_A = \mu k \Delta x \tag{5.4}$$

将式(5.3) 代入式(5.4) 可得：

$$F_A = \frac{\mu k p \tan\theta}{i} \Delta \varphi \tag{5.5}$$

式中，F_A 表示单向运动保护机构中夹持单元对导管/导丝产生的夹持力；μ 表示导管/导丝与夹持单元中夹持块的摩擦系数；k 表示夹持单元中弹簧的弹性系数。

因此，单向运动保护机构对于导管/导丝的夹持力可以通过调节电机的转角来实现。在临床手术实施过程中，根据导管/导丝位于血管中的不同位置，来设置不同的夹持力。导管控制器三维剖视图如图 5.5(a) 所示，单向运动保护机构设置在导管控制器和导丝控制器中，夹持单元三维图如图 5.5(b) 所示。

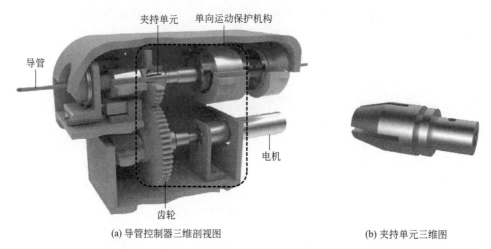

(a) 导管控制器三维剖视图　　　　　　　　(b) 夹持单元三维图

图 5.5　单向运动保护机构三维图

（2）双向运动保护机构

双向运动保护机构原理如图 5.6 所示，夹持单元同样由两个夹持块和弹簧组成，活动座与电磁铁相连，可以通过电磁铁的伸缩实现对活动座上下运动的控制。夹持单元位于活动座的楔形腔体内，当导管/导丝相对于血管前进时，夹持单元位于位置 A，如图 5.6(a) 所示；当导管/导丝相对于血管后撤时，夹持单元位于位置 B，如图 5.6(b) 所示。夹持单元的运动位置关系如下：

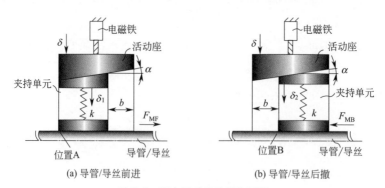

(a) 导管/导丝前进　　　　　　　　(b) 导管/导丝后撤

图 5.6　双向运动保护机构原理

$$\delta_1 = \delta \qquad\qquad (5.6)$$

$$\delta_2 = \delta_1 - b\tan\alpha \qquad\qquad (5.7)$$

式中，δ 表示活动座在垂直方向上的移动位移；δ_1 表示弹簧处于位置 A 时在垂直方向上的移动位移；δ_2 表示弹簧处于位置 B 时在垂直方向上的移动位移；b 表示夹持单元与活动座在水平方向上间隙的长度；α 表示夹持单元与活动座接触的斜切面与水平面的夹角。

夹持单元对于导管/导丝的夹持力可表示为：

$$F_{MF} = \mu k \delta_1 \tag{5.8}$$

$$F_{MB} = \mu k \delta_2 \tag{5.9}$$

式中，F_{MF} 表示夹持单元位于位置 A 时对于导管/导丝的夹持力（导管/导丝前进）；F_{MB} 表示夹持单元位于位置 B 时对于导管/导丝的夹持力（导管/导丝后撤）；μ 表示导管/导丝与夹持单元中夹持块的摩擦系数；k 表示夹持单元中弹簧的弹性系数。

将式(5.6) 和式(5.7) 分别代入式(5.8) 和式(5.9)，得到：

$$F_{MF} = \mu k \delta \tag{5.10}$$

$$F_{MB} = \mu k (\delta - b \tan\alpha) \tag{5.11}$$

由于 F_{MF} 和 F_{MB} 均表示夹持单元对于导管/导丝的夹持力，因此有：

$$F_{MF} > 0, F_{MB} > 0 \tag{5.12}$$

联立式(5.10)～式(5.12)，可知：

$$F_{MF} > F_{MB} \tag{5.13}$$

当对 F_{MF} 和 F_{MB} 选择合适时，医生无法向前推进导管/导丝，但可以回撤导管/导丝。如果医生在实施临床手术过程中，出现了"危险操作"，该"危险操作"会对血管造成严重破损，此时双向运动保护机构开始运行。双向运动保护机构通过阻止导管/导丝继续前进，从而实现对"危险操作"的在线消除。与此同时，双向运动保护机构可以允许医生操作导管/导丝进行回撤，以准备重新实施下一步手术。双向运动保护机构的三维图如图 5.7 所示，其中，夹持单元与单向运动保护机构中的夹持单元结构相似。

（3）整体方案

单向运动保护机构和双向运动保护机构能够利用不同的方式来消除"危险操作"。为了保证临床手术能够更安全、更可靠地实施，本书将该两种机构进行结合，得到一种综合方案（即运动保护机构，见图 5.3）。在将两种方案进行结合的过程中，最大的难点来源于两种机构的工作方式不同。根据两种机构的工作特性，将两者的夹持力关系约定为：

$$F_{MB} < F_A < F_{MF} \tag{5.14}$$

为了能够与前述血管介入手术机器人进行结合，双向运动保护机构设置在辅

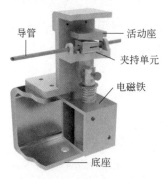

(a) 双向运动保护机构三维剖视图   (b) 夹持单元三维图

图 5.7　双向运动保护机构三维图

助机构中，用以替代原有辅助机构的部分功能，单向运动保护机构设置在导管控制器和导丝控制器中。

　　在医生实施临床手术过程中，导管/导丝位于血管中某一位置（如左颈总动脉），可以将单向运动保护机构的夹持力 F_A 设置为小于或等于血管的危险力阈值（即 $F_A \leqslant F_S$）。当医生出现"危险操作"时，运动保护机构开始工作，医生无法继续向前推动导管/导丝，使得血管避免被导管/导丝损伤，从而消除了"危险操作"。与此同时，医生可以将导管/导丝进行回撤，并准备继续实施手术，保证了手术操作的连续性。该过程中保护机制的实施得益于以下原因：

　　① 由于单向运动保护机构的夹持力小于双向运动保护机构在导管/导丝前进时的夹持力（$F_A < F_{MF}$），双向运动保护机构能够将导管/导丝进行有效夹持，并阻止其继续前进。

　　② 由于单向运动保护机构的夹持力 F_A 小于或等于血管的危险力阈值（$F_A \leqslant F_S$），在医生操作导管控制器/导丝控制器继续前进时，导管/导丝将在单向运动保护机构中滑动（与血管相对静止），此时导管/导丝无法前进。

　　③ 由于双向运动保护机构在导管/导丝后撤时的夹持力小于单向运动保护机构的夹持力（$F_{MB} < F_A$），医生可以利用导管控制器/导丝控制器将导管/导丝进行回撤，在回撤到安全位置后可以继续实施手术。

5.3.3　分层力反馈

　　力反馈对于机器人辅助心脑血管介入手术具有极其重要的作用，其不仅让医生能够充分发挥现有手术操作经验，而且能够将导管/导丝在血管中的操作信息实时反馈给医生，医生能够根据该反馈信息来判断手术的进展情况及手术的安全性。为了更充分地利用力反馈，并能够更高效地将手术操作信息反馈至医生，本书提出了一种分层力反馈方法。该分层力反馈方法，是根据 5.2 节提出的临床手术分层操作概念，在不同的手术操作状态下提供不同的力反馈形式，其函数为：

$$
F_{m} = \begin{cases} F & F < F_{W} \\ F_{W} + n\left(1 + \alpha\,\dfrac{\mathrm{d}F}{\mathrm{d}t} + \beta\,\dfrac{\mathrm{d}s}{\mathrm{d}t}\right)(F - F_{W}) & F_{W} \leqslant F < F_{S} \\ F_{T} & F \geqslant F_{S} \end{cases} \tag{5.15}
$$

式中，F_{m} 为机器人主端操作器所产生的反馈力；F 为机器人从端操作器所测量的手术操作力（即导管和导丝的推送力）；F_{W} 为手术"安全操作"的警示值；F_{S} 为手术"危险操作"阈值；n 是力反馈的放大系数（$n > 1$）；α 为操作力微分的调节系数；s 是机器人主端操作器的直线位移；β 是机器人主端操作器直线位移微分的调节系数；F_{T} 为术前人为预先设定的特定力。上述参数中，所有力的单位均为 N，n 无量纲，α 的量纲为 s/N，t 的单位为 s，β 的量纲为 s/m，s 的单位为 mm。

该分层力反馈方法，能够根据临床手术分层操作概念中不同操作区域的操作特性，提供三种不同的力反馈形式。对于不同区域的力反馈形式，其具体描述如下：

① 常规型力反馈。医生在安全区域（$F < F_{W}$）中实施手术时，为了保留手术操作过程中导管/导丝的真实操作情况，并充分利用医生现有经验，机器人主端操作器所产生的力反馈与机器人从端操作器所测量的操作力大小和方向完全相同。

② 放大型力反馈。医生在警示区域（$F_{W} \leqslant F < F_{S}$）中实施手术时，机器人主端操作器产生放大型力反馈。该力反馈由手术"安全操作"的警示值及放大函数相加所得。事实上，操作力和操作位移均为手术操作过程中反映手术操作情况的重要参数。操作力和操作位移存在一定的相关性，但并非线性关系。因此，将操作力和操作位移同时融入放大函数中。在该放大函数中，通过操作力的微分来反映操作力的变化情况，通过操作位移的微分来反映操作位移的变化情况。对于操作力和操作位移，通过微分后加权并进行放大，能够将操作力的变化特征更实时有效地反馈至医生。当操作力或操作位移快速变化时，机器人主端操作器将形成一个快速变化的力反馈。同时，该力通过放大系数 n 被放大数倍，从而能够有效地提醒医生：a. 该操作位于警示区域；b. 该操作可能将会对血管产生损伤（由于操作力和操作位移的快速变化）；c. 需要采取必要措施来避免对血管造成

损伤。

③ 截止型力反馈。医生在危险区域（$F \geqslant F_S$）中实施手术时，机器人主端操作器产生截止型力反馈。该力反馈为术前人为预先设定，其大小和方向不变。截止型力反馈的目的是阻止医生进一步向前推送导管或导丝，因此其方向为导管/导丝回撤方向，大小设定为远超过常规手术操作力的某一数值。该分层力反馈方法不仅可用于手术操作过程中推送力的反馈，类似地也可以用于手术操作过程中对于导管/导丝旋转扭矩的反馈。两者的反馈机制相同，所不同的是将力替换为力矩，将直线位移替换成角位移，并测量出导管/导丝在血管中旋转时的危险力矩阈值和警示力矩阈值。

5.3.4　运动缩减控制

为了提高手术安全性，减小导管或导丝对血管产生的损伤，根据 5.2 节提出的临床手术分层操作概念，本小节提出一种运动缩减控制方法。该运动缩减控制方法可以根据不同的操作状态，来改变主端操作器与从端操作器之间的运动映射关系，从而达到安全操作的目的。运动缩减控制方程如下：

$$S_S = \begin{cases} S_M & F < F_W \\ S_M - \gamma(F - F_W) & F_W \leqslant F < F_S \\ 0 & F \geqslant F_S \end{cases} \tag{5.16}$$

式中，S_S 为机器人从端操作器的直线位移；S_M 为机器人主端操作器的直线位移；γ 为直线位移与操作力之间的融合系数（力位融合系数）；F 为机器人从端操作器所测量的操作力；F_W 为手术"安全操作"的警示值；F_S 为手术"危险操作"阈值。上述参数中，所有力的单位均为 N，所有位移的单位均为 mm，γ 的量纲为 mm/N。

当在安全区域（$F < F_W$）中实施手术时，机器人从端操作器的直线位移与机器人主端操作器的直线位移相同，即机器人直接复制并再现医生手部操作动作。当在警示区域（$F_W \leqslant F < F_S$）中实施手术时，机器人从端操作器的直线位移在一定程度上进行了缩减。由于此区域内的操作为"不合适操作"，通过将从端操作器的运动减小，有效减少导管/导丝与血管的碰撞，进而降低甚至消除对血管的损伤。同时，该运动缩减控制方法能在不限制医生操作连续性的情况下降低血管损伤，保证了医生手术操作的连续性。当在危险区域（$F \geqslant F_S$）中实施手术时，机器人从端操作器将不再复制再现主端操作器的运动，停止在原先操作位置。对于该区域内的操作，可以将机器人从端操作器设置为反向运动，可以最

大限度地降低导管/导丝对血管的损伤。然而，反向运动时导管/导丝进行回撤，将偏离原先的操作位置。此后，需要医生重新推送导管/导丝，使其再次到达原先的操作位置。该种操作降低了手术效率，尤其对于经过多次复杂操作而达到的操作部位，也增加了手术难度和手术风险。为此，将此时从端操作器的直线位移设置为 0。

实际手术过程中，在危险区域（$F \geqslant F_S$）中实施手术时，由于从端操作器的位移为 0，因此也无法将导管/导丝进行回撤操作，进而造成手术始终处于危险区域中。为此，将运动缩减控制方程由式(5.16)改进为如下方程：

$$S_S = \begin{cases} S_M & F < F_W \\ S_M - \gamma(F - F_W) & F \geqslant F_W \end{cases} \tag{5.17}$$

利用该控制方法实施手术操作时，在警示区域和危险区域采用相同的控制方式。为了能够有效地保证手术安全，将其与运动保护机构（5.3.2 小节）进行了有效融合（即图 5.2 的基于分层操作的安全策略）。运动缩减控制与运动保护机构同时相互配合工作，有效地保证了手术实施的安全性。

类似于 5.3.3 小节的分层力反馈原理可以实现力和力矩反馈，该运动缩减控制方法不仅可以用作导管/导丝直线运动缩放控制，也可以用作导管/导丝旋转运动的缩放控制。两者的原理亦完全相同，所不同的是将直线位移替换成角位移，将推送力替换成旋转扭矩，同时重新设置旋转位移与操作力矩之间的融合系数。

5.4　安全策略实验标定与参数设计　▶▶

在利用本章提出的基于分层操作的安全策略实施手术操作前，需要对其中各个参数进行设定。本节将分别对 5.3 节提出的运动保护机构、分层力反馈和运动缩减控制进行实验标定与参数优化设计。

5.4.1　运动保护机构实验标定

运动保护机构由单向运动保护机构和双向运动保护机构组成，为了对运动保护机构进行实验标定，本小节设置了两种类型实验，分别对单向运动保护机构和双向运动保护机构进行实验标定。由于运动保护机构对导管和导丝的操作均能起到保护作用，因此在同一种类型的实验中，将分别以导管和导丝为控制对象来进行实验标定。

（1）实验设计

单向运动保护机构的标定实验中，在以导管为控制对象时，为了避免导管拉伸及径向挤压形变对测量结果产生影响，该实验中采用直径为 1.8mm 的钢柱来替代 5F 导管。实验装置如图 5.8 所示。单向运动保护机构（设置在从端操作器内部）夹持钢柱一端，其对于钢柱的夹持力可以通过改变电机的转动角度进行调节，如图 5.4 所示。从端操作器设置在滑轨上，并可以前后自由移动。单向运动保护机构对于导管的夹持力通过与钢柱另一端固定的传感器（Gamma，ATI Industrial Automation，Inc.，US）测出。电机的旋转角度从 0°开始增加，每次增加 1°，直至所测的夹持力值大于 2.2N。在电机位于每一个特定的旋转角度时，推动从端操作器向靠近传感器的方向运动。当钢柱与从端操作器中的单向运动保护机构发生相对滑动时，记录下此刻传感器数值和对应的电机转角数值。对于电机每个特定的转角，重复 10 次实验。

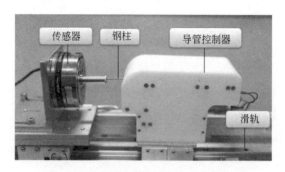

图 5.8　单向运动保护机构标定实验装置

同理，在测量单向运动保护机构对于导丝的夹持力时，采用 0.8mm 的钢柱来替代导丝，其实验设置和实验步骤与上述实验相同，并记录下各组实验中传感器数值和对应的电机转角数值。

对于双向运动保护机构的标定实验，在以导管为控制对象时，为了避免导管拉伸及径向挤压形变对测量结果的影响，同样采用直径为 1.8mm 的钢柱来替代 5F 导管。实验设置如图 5.9 所示。钢柱的一端设置在双向运动保护机构中，其另一端与传感器相连，传感器固定在滑轨上。该传感器与单向运动保护机构标定实验中所用的传感器相同。通过改变双向运动保护机构中电磁铁的电压，能够获得其对于钢柱的不同夹持力。改变电磁铁的工作电压，从 24V 开始降低，每次降低 0.3V，直至双向运动保护机构对于钢柱的夹持力为 0N。当电磁铁在某一特定电压下工作时，推动传感器向靠近双向运动保护机构的方向运动（类似于导管前进），直至钢柱与双向运动保护机构运动产生相对滑动。记录下此时电磁铁的工作电压及对应的传感器数值。类似地，当电磁铁在某一特定电压下工作时，拉动传感器向背离双向运动保护机构的方向运动（类似于导管回撤），直至钢柱与双向运动保护机构运动产生相对滑动，记录下此时电磁铁的工作电压及对应的传感器数值。对于电磁铁每个特定的工作电压，重复 10 次实验。同理，在测量双向运动保护机构对于导丝的夹持力时，采用直径为 0.8mm 的钢柱来替代导丝，其实验装置和实验步骤与上述实验相同，并记录下各组实验中传感器数值和对应的电磁铁工作电压值。

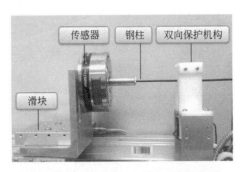

图 5.9 双向运动保护机构标定实验装置

（2）实验结果

在单向运动保护机构的标定实验中，单向运动保护机构对于导管的平均夹持力和对应的电机转角关系如图 5.10(a) 所示。图中，实心点表示电机每个特定转角下的夹持力平均值，实线为通过 MATLAB 对实心点生成的拟合曲线（最小二乘法拟合）。实线建立了单向运动保护机构对导管夹持力和电机转角的映射关系，其映射函数为：

$$F_{A\text{-}C} = -6.9954 \times 10^{-4} \phi^5 + 5.3355 \times 10^{-2} \phi^4 - 1.3938 \phi^3 +$$
$$1.5433 \times 10 \phi^2 - 1.7388 \times 10 \phi + 5.8214 \tag{5.18}$$

式中，$F_{A\text{-}C}$ 为单向运动保护机构对导管的夹持力，mN；ϕ 为电机的转动角度，(°)。

同理，单向运动保护机构对于导丝的平均夹持力和对应的电机转角的关系如图 5.10(b) 所示。单向运动保护机构对导丝夹持力和电机转角的映射函数为：

$$F_{A\text{-}G} = 1.1702 \times 10^{-4} \phi^5 - 7.0475 \times 10^{-3} \phi^4 + 9.2870 \times 10^{-2} \phi^3 + 1.8006 \phi^2 - 2.2788 \phi + 6.0817$$
$$\tag{5.19}$$

式中，$F_{A\text{-}G}$ 为单向运动保护机构对导丝的夹持力，mN；ϕ 为电机的转动角度，(°)。

在双向运动保护机构的标定实验中，电磁铁在相同工作电压下，导管和导丝推送和回撤时的夹持力不同 [已在 5.3.2 小节中证明，即式(5.13)]。在对导管进行夹持时，双向运动保护机构的平均夹持力和对应的电磁铁工作电压关系如

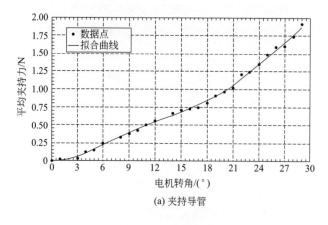

(a) 夹持导管

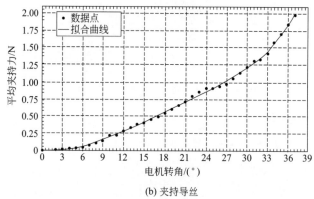

(b) 夹持导丝

图 5.10　单向运动保护机构夹持力与电机转角关系

图 5.11 所示。图中，灰色实心点表示在推送导管时，对于电磁铁每个特定工作电压下的夹持力平均值，灰色实线为通过 MATLAB 对灰色实心点生成的拟合曲线（最小二乘法拟合）。灰色实线建立了双向运动保护机构推送导管时对导管的夹持力和电磁铁工作电压的映射关系，其映射函数为：

$$F_{\text{MF-C}} = 4.8921 \times 10^{-6} V^5 + 8.8849 \times 10^{-5} V^4 - 2.1949 \times 10^{-2} V^3 +$$
$$7.0450 \times 10^{-1} V^2 - 8.5440 V + 35.9635 \tag{5.20}$$

式中，$F_{\text{MF-C}}$ 为双向运动保护机构推送导管时的夹持力，mN；V 为电磁铁的工作电压，V。

　　同理，在图 5.11 中，黑色实心点表示在回撤导管时，对于电磁铁每个特定工作电压下的夹持力平均值，黑色实线为通过 MATLAB 对黑色实心点生成的拟合曲线（最小二乘法拟合）。黑色实线建立了双向运动保护机构回撤导管时对导管的夹持力和电磁铁工作电压的映射关系，其映射函数为：

$$F_{\text{MB-C}} = 2.7296 \times 10^{-5} V^5 - 2.3276 \times 10^{-3} V^4 + 7.7395 \times 10^{-2} V^3 -$$

$$1.2550\times10^{-2}V^2+1.0027\times10V-31.8817 \tag{5.21}$$

式中，$F_{MB\text{-}C}$ 为双向运动保护机构回撤导管时的夹持力，mN；V 为电磁铁的工作电压，V。

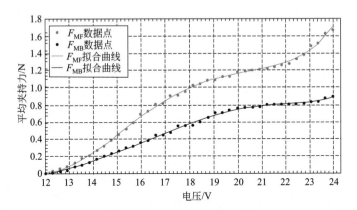

图 5.11　双向运动保护机构对导管的平均夹持力与电磁铁工作电压关系

　　在双向运动保护机构的标定实验中，对导丝进行夹持时，双向运动保护机构的平均夹持力和对应的电磁铁工作电压关系如图 5.12 所示。图中，灰色实心点表示在推送导丝时，对于电磁铁每个特定工作电压下的夹持力平均值，灰色实线为通过 MATLAB 对灰色实心点生成的拟合曲线（最小二乘法拟合）。灰色实线建立了双向运动保护机构推送导丝时对导丝的夹持力和电磁铁工作电压的映射关系，其映射函数为：

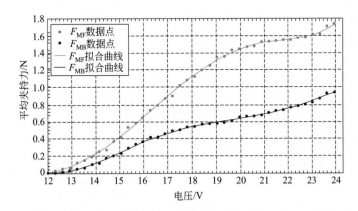

图 5.12　双向运动保护机构对导丝的平均夹持力与电磁铁工作电压关系

$$F_{MF\text{-}G}=5.2878\times10^{-5}V^5-4.3810\times10^{-3}V^4+1.4032\times10^{-1}V^3-$$
$$2.1649V^2+1.6204\times10V-47.4908 \tag{5.22}$$

式中，$F_{MF\text{-}G}$ 为双向运动保护机构推送导丝时的夹持力，mN；V 为电磁铁的工作电压，V。

同理，在图 5.12 中，黑色实心点表示在回撤导丝时，对于电磁铁每个特定工作电压下的夹持力平均值，黑色实线为通过 MATLAB 对黑色实心点生成的拟合曲线（最小二乘法拟合）。黑色实线建立了双向运动保护机构回撤导丝时对导丝的夹持力和电磁铁工作电压的映射关系，其映射函数为：

$$F_{MB-G} = -3.0101 \times 10^{-5} V^5 + 2.9581 \times 10^{-3} V^4 - 1.1397 \times 10^{-1} V^3 +$$

$$2.1484 V^2 - 1.9714 \times 10 V + 70.2971 \tag{5.23}$$

式中，F_{MB-G} 为双向运动保护机构回撤导丝时的夹持力，mN；V 为电磁铁的工作电压，V。

（3）实验讨论

通过实验标定，确立了单向运动保护机构对于导管和导丝夹持力的映射关系，以及双向运动保护机构在推送和回撤不同操作状态下，对于导管和导丝夹持力的映射关系，为临床手术的术前参数设置提供了基础。在手术前参数设置时，利用式(5.18)～式(5.23)、危险力阈值 F_S、警示力阈值 F_W 以及式(5.14) 来综合确定各个参数值。当单向运动保护机构和双向运动保护机构设置合理时（如 $F_A = F_S$，$F_{MB} < F_A < F_{MF}$），不仅可以保证医生手术操作的连续性，而且能够有效地消除"危险操作"。

5.4.2　分层力反馈及运动缩减控制参数设计

对于本书提出的分层力反馈与运动缩减控制中涉及的参数［式(5.15) 和式(5.17)］，需要根据具体情况进行设定，本小节将分别对分层力反馈与运动缩减控制进行参数设计。

（1）分层力反馈参数设计

在基于分层操作的安全策略中，其分层的标准为警示力（F_W）和危险力（F_S）。警示力是手术器械开始对组织或器官造成损伤的操作力，可按照危险力的一定占比进行设定，如设定为危险力数值的 80%。然而，对于危险力的确定，则需要根据具体的临床试验数据进行设定。目前还未见相关文献对血管介入手术中的血管破损力及类似作用力进行测定。

由于血管危险力受患者年龄、性别、身体状况、血压等影响，对于该力的测量也存在着较大难度。在实施该基于分层操作的安全策略时，可以对危险力进行模糊化处理。根据具体的临床操作数据，按照年龄、性别、血压、静脉血管穿刺初测值等进行分类统计，得出统计学数据，以此作为分层操作的分层依据。医生对患者实施静脉血管穿刺采集时，可以测出其静脉血管穿刺值。该静脉血管穿刺初测值可作为血管危险力的重要参考指标。

对于分层力反馈，在常规型力反馈中，反馈力的大小和方向与从端操作器所测的操作力完全相同；在截止型力反馈中，需提前设定截止力，为了保证手术安全，并考虑到实际情况中手术操作力的变化范围，将截止力设定为 20N；在放大型力反馈中，n 为力放大系数，为了能够警示操作者，并且不产生过大的冲击力，n 数值一般选用 2～4。对于操作力微分调节系数 α 和直线位移微分调节系数 β，其作用主要有两个方面：

① 保证量纲一致。通过两个调节系数，保证公式的量纲能够统一。

② 调节占比。调节操作力微分和位移微分所占的比例，以使操作能更好地感受导管/导丝与血管的运动及受力情况。

对于放大系数、操作力微分调节系数和直线位移微分调节系数的选择有两种方法，分别为操作数值分类方法和操作位置分类方法。操作数值分类方法，根据具体的操作参数数值，包括推送力、推送速度来进行确定。该方法数据的确定，需要以大量临床数据作为基础进行分析。操作位置分类方法，根据具体导管/导丝所处的位置不同进行分类，包括股动脉、髂动脉、腹动脉、胸动脉、主动脉弓、左颈总动脉、右颈总动脉、左椎动脉、右椎动脉。根据不同位置的操作特性，选择不同的调节系数。由于缺乏大量临床数据，本书根据所设计的血管介入手术机器人系统在实验室人体模型中得到的数据来进行初步分析（部分数据展示在第 7 章）。

由于数据有限，本书通过对现有数据进行范围划分及平均值计算，来粗略确定对应参数。对于参数的确定原则，本书初步定为以下两条。

原则 1：操作力微分与位移微分所占的比重相同。由于操作力和操作位移能够实时反映手术过程中导管/导丝的受力情况和运动情况，为了能够同时反映两者的变化情况，故将两者的比重设计为相同值，即对于式（5.15）放大型力反馈中的参数，有：

$$\alpha \frac{\mathrm{d}F}{\mathrm{d}t} = \beta \frac{\mathrm{d}s}{\mathrm{d}t} \tag{5.24}$$

原则 2：操作力微分与位移微分叠加后的复合比重为 0.5。由于两者相加后的比重需要根据具体血管情况进行设计，为简化计算，同时考虑到既能保留原有操作力信息，又能体现操作力与操作位移的变化，本书暂且将两者相加后的复合比重定为 0.5，即对于式（5.15）放大型力反馈中的参数，有：

$$\alpha \frac{\mathrm{d}F}{\mathrm{d}t} = \beta \frac{\mathrm{d}s}{\mathrm{d}t} = 0.5 \tag{5.25}$$

同时，为了能够初步验证本书所提出的分层式安全策略，本书采用操作位置分类方法来对系数进行确定。由于数据有限，对血管的分类进行了简化处理，将血管分为前端血管、主动脉弓、后端血管。其中，前端血管包括股动脉、髂动脉、腹动脉、胸动脉，后端血管包括左颈总动脉、右颈总动脉、左椎动脉、右椎动脉。三段血管体现了不同的操作难度，其中的前端血管线性度好，血管分支少，不需要进行分支血管的选择，操作相对容易。主动脉弓内的操作，主要难度体现在从主动脉弓进入后端血管。由于后端血管与主动脉弓组成的弯曲角度较小，对于分支血管的选择难度较高。对于后端血管的操作，前半部分的操作相对容易，但在需要进入下一级血管的操作时，难度将增大。根据上述原则及式(5.24)和式(5.25)，结合目前实验室人体模型操作数据，计算出具体的微分调节参数。导管的操作力信息及操作力微分调节系数如表5.1所示，导管的操作位移信息及操作位移微分调节系数具体如表5.2所示。由于导丝的运动信息与导管的运动信息相似，因此对于导丝的操作位移微分调节系数可采用与导管相同的系数。对于导丝的操作力，因其操作力小于导管的操作力，故对其操作力微分调节系数重新计算，如表5.3所示。

表5.1 导管操作力信息及操作力微分调节系数

血管	操作力变化率范围 /(N·s⁻¹)	平均操作力变化率 /(N·s⁻¹)	操作力微分调节系数 α /(s·N⁻¹)
前端血管	0~1.13	0.89	0.28
主动脉弓	0~2.52	1.24	0.20
后端血管	0~1.65	1.11	0.23

表5.2 导管操作位移信息及操作位移微分调节系数

血管	操作位移变化率范围 /(mm·s⁻¹)	平均操作位移变化率 /(mm·s⁻¹)	操作位移微分调节系数 β /(s·mm⁻¹)
前端血管	0~50.21	28.31	0.0088
主动脉弓	0~18.95	16.67	0.0150
后端血管	0~23.55	20.82	0.0120

表5.3 导丝操作力信息及操作力微分调节系数

血管	操作力变化率范围 /(N·s⁻¹)	平均操作力变化率 /(N·s⁻¹)	操作力微分调节系数 α /(s·N⁻¹)
前端血管	0~0.84	0.72	0.35
主动脉弓	0~1.45	1.16	0.22
后端血管	0~1.34	1.02	0.25

（2）运动缩减控制参数设计

在利用运动缩减控制来实现操作位移的缩减时，其同样采用警示力 F_W 作为分层划分指标。当操作力超过警示力时，通过计算操作力与警示力的差值，并利用力位融合系数来完成对操作位移的控制。对于力位融合系数的设定，同样有两种目的：一是实现量纲的统一，二是调节位移的缩减幅值。由上一小节分析可知，由于缺少大量临床数据，目前暂时无法确定警示力。

对于式（5.17）中的操作力与警示力的差值，有以下微分关系：

$$\frac{d(F-F_W)}{dt}=\frac{dF}{dt} \tag{5.26}$$

式中，F 为机器人从端操作器所测量的操作力；F_W 为手术"安全操作"的警示力；t 为时间。

由式（5.26）可知，操作力的变化量与操作力减去警示力后的变化量相同。因此，在不知道手术"安全操作"警示力的情况下，通过利用操作力变化量和操作位移变化量，计算其单位时间内的操作力变化和位移变化，可以确定力位融合系数。

由式（5.17）可知运动缩减值 S_R 为：

$$S_R=\gamma(F-F_W) \tag{5.27}$$

因此，单位运动缩减值为：

$$dS_R=\gamma d(F-F_W) \tag{5.28}$$

由式（5.26）和式（5.28）可知：

$$dS_R=\gamma dF \tag{5.29}$$

因此，单位运动缩减值占未缩减前单位运动位移的权重为：

$$\eta=\frac{dS_R}{dS_A}=\frac{\gamma dF}{dS_A} \tag{5.30}$$

式中，η 为运动缩减值占未缩减前的实际运动位移的权重（缩减权重）；S_R 为运动缩减值；S_A 为实际运动值。

由式（5.30）可知，力位融合系数可通过缩减权重、单位力操作值和未缩减前的单位实际运动值来确定。对于单位力操作值，可以等效为平均操作力的变化率；对于单位实际运动值，可以等效为平均操作位移变化率，其具体的数值可参见表 5.1～表 5.3。

类似于分层力反馈参数设计，对于运动缩减控制参数的设计，亦分为前端血管、主动脉弓、后端血管三个部分来设计。对于缩放权重，本书将权重值设为30％，故通过计算可分别得出导管运动缩放控制的力位融合系数和导丝运动缩放控制的力位融合系数，具体见表 5.4 和表 5.5。

表 5.4　导管运动缩放控制力位融合系数

血管	平均操作力变化率 /(N·s^{-1})	平均操作位移变化率 /(mm·s^{-1})	导管力位融合系数 γ /(mm·N^{-1})
前端血管	0.89	28.31	9.54
主动脉弓	1.24	16.67	4.03
后端血管	1.11	20.82	5.63

表 5.5　导丝运动缩放控制力位融合系数

血管	平均操作力变化率 /(N·s^{-1})	平均操作位移变化率 /(mm·s^{-1})	导丝力位融合系数 γ /(mm·N^{-1})
前端血管	0.72	28.31	11.80
主动脉弓	1.16	16.67	4.31
后端血管	1.02	20.82	6.12

5.5　力学测量补偿

在利用基于分层操作的安全策略时，首先需要根据血管介入机器人从端操作器所测量的操作力进行分层划分，然后根据具体的操作力对运动保护机构、分层力反馈和运动缩减控制进行控制。因此，力学测量的准确性直接关系到分层操作的安全性和有效性。为此，本节针对机器人从端操作器进行分析，利用实验方法得出力学测量的补偿量。通过在测量过程中的实时动态补偿，来提高手术操作力测量精度。

5.5.1　力学测量补偿分析

血管介入手术机器人实施临床手术时，机器人从端操作器在从端操作导管/导丝，并且同时测量导管/导丝的操作力。然而，从端操作器利用传感器所得的实际测量力 F_M 受到诸多外界因素的影响，如静摩擦力、重力、动摩擦力、导管/导丝的旋转等，因此实际测量力并不是"真实"手术操作力。为了能够更准确地测量出"真实"手术操作力，本书设计了一种力学测量机构，其原理如图 5.13 所示（已将该方法融入机器人从端操作器的设计中，但在第 3 章和第 4 章中未详细论述）。

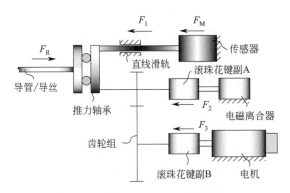

图 5.13　机器人从端操作器测力原理

为了减小外界环境对于力学测量的影响，通过采用推力轴承、直线滑轨来实现导管/导丝与传感器之间的测力传输，并采用滚珠花键副来降低电机和电磁离合器传递扭矩时对摩擦力的影响。该种影响主要来自导管/导丝的直线运动和旋转运动，由图 5.13 的受力分析可知：

$$F_R = F_M + F_1 + F_2 + F_3 \tag{5.31}$$

式中，F_R 为"真实"手术操作力；F_M 为传感器实际测量力；F_1 为直线滑轨摩擦力；F_2 为与电磁离合器连接的滚珠花键副所产生的摩擦力；F_3 为与电机连接的滚珠花键副所产生的摩擦力。

直线滑轨能够以很小的摩擦力实现对导管/导丝的支撑，滚珠花键副能够在几乎不影响部件直线运动的情况下实现扭矩的有效传递。当然，直线滑轨或滚珠花键副附带产生的摩擦力或对运动的限制，不可避免地会影响导管/导丝操作力的测量精度。为了提高力学测量精度，常用的方式是通过设置静态补偿，即通过在传感器实际测量力 F_M 的基础上增加固定数值，以得到"真实"手术操作力。然而，由于实际过程中动态参数的存在，该种静态补偿方式并不能准确地对实际测量力进行有效的补偿。动态参数对力学测量精度有严重影响，如导管/导丝的旋转[229]。此类动态参数受诸多不确定因素影响，其影响关系可表达如下：

$$F_1 = \psi(f, G_1, \eta_1) \tag{5.32}$$

$$F_2 = \phi(n_2, f, G_2, \eta_2) \tag{5.33}$$

$$F_3 = \varphi(n_3, f, G_3, \eta_3) \tag{5.34}$$

式中，ψ 为影响 F_1 的不确定性函数；f 为导管/导丝的操作力；G_1 为直线滑轨上承载部件的重力；η_1 为直线滑轨的润滑条件；ϕ 为影响 F_2 的不确定性函数；n_2 为滚珠花键副 A 的转速；G_2 为滚珠花键副 A 的承载部件的重力；η_2 为滚珠花键副 A 的润滑条件；φ 为影响 F_3 的不确定性函数；n_3 为滚珠花键副 B 的转速；G_3 为滚珠花键副 B 的承载部件的重力；η_3 为滚珠花键副 B 的润滑条件。

上述不确定因素对力学测量所产生的影响需要进行动态补偿，动态补偿力（F_C）为：

$$F_C = \psi(f, G_1, \eta_1) + \phi(n_2, f, G_2, \eta_2) + \varphi(n_3, f, G_3, \eta_3) \qquad (5.35)$$

因此，"真实"手术操作力可通过以下方程得到：

$$F_R = F_M + F_C \qquad (5.36)$$

然而，对于式(5.35)中的参数，各个参数影响复杂且相互之间存在耦合关系，很难从理论上得出正确求解，并且其受加工、装配等条件影响，使得理论分析存在一定的偏差，因此本书将直接从实验的角度，综合考虑上述影响因素，以建立其函数关系。

5.5.2 实验标定

（1）实验设置

在利用实验方式对式(5.35)进行求解时，对各个参数进行单独确定难度较大，而且由于各个参数之间耦合关系的存在，也难以完全确定各个参数对测力的单独影响。具体手术过程中变化量主要有两种：导管操作力和导管旋转速度。因此，综合考虑该两种变量情况下对力学测量的综合影响，即可实现对力学测量的动态补偿。而式(5.35)中涉及的参数影响，将涵盖在该种方式的综合影响内。

动态补偿标定实验设置如图5.14所示，从端操作器固定在滑轨上，可以沿 x 方向左右移动。绳索的一端与从端操作器外壳相连，绳索的另一端跨过滑轮与砝码连接。砝码在自身重力的作用下能够拉动导管夹持机构。通过不同型号的砝码来产生不同的拉力，以模拟实际操作过程中不同的操作力。然而，由于利用砝码模拟操作力的过程中，不可避免地受到外界的影响，如直线滑轨的摩擦力、绳索的重力以及滑轮的摩擦力等，因而使得从端操作器所受的力并非砝码自身所受的重力。为了能准确测量加载在从端操作器上的"真实力"，即实际应用时的"真实"手术操作力，采用外加传感器（Gamma，ATI Industrial Automation，Inc.，US）来进行实时测量。传感器的底座通过支架固定在实验台上，传感器的测量端通过钢柱与从端操作器夹持机构连接。当利用不同的砝码进行加载时，砝码将从端操作器外壳向 $+x$ 方向进行拉动，此时由于相对运动，传感器将通过钢柱向 $-x$ 方向拉动从端操作器的测力单元。在实际临床手术过程中，导管/导丝的操作力方向为 $-x$ 方向，与实验装置中传感器测量力的方向相同。将传感器所测的力与从端操作器所测的力相减即得到动态补偿力 F_C。

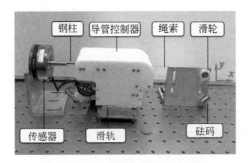

图 5.14　动态补偿标定实验设置

在实际手术过程中,导管转速一直处于变化状态,故在本实验中对导管的转速进行不同转动数值的设定。文献 [222] 和 [230] 指出,实际操作过程中,导管/导丝的操作力在安全操作情况下小于 2N,导管/导丝的旋转速度小于 $630°/s$。因此,当特定质量的砝码对从端操作器施加力时,从端操作器以不同的转速进行旋转,从转速 $15°/s$ 开始实验,每次实验重复 10 次。之后以增幅为 $15°/s$ 增加转速进行下一个实验,直至转速达到 $630°/s$。对于加载用砝码,其质量以增幅为 15g 逐个加载到每一组实验中,直至增加到 225g(即重力为 2.205N)。在每组实验中,记录下从端操作力学测量值和传感器力学测量值。

(2)实验结果

当利用不同重量的砝码模拟从端操作器所受的操作力时,砝码的重量与从端操作器实际受力值并不相同,不同重量砝码对从端操作器的作用力如表 5.6 所示。动态补偿力、从端操作器所受的操作力(导管操作器加载力)、导管/导丝的转速之间关系如图 5.15 所示。图中,黑点表示在对从端操作器在不同加载力和导管/导丝不同转速情况下的动态补偿力,三维曲面为在 MATLAB 中利用最小二乘法得到的拟合曲面。该拟合曲面建立了动态补偿力、从端操作器操作力、导管/导丝转速之间的函数关系,具体方程如式 (5.37) 所示。

表 5.6　砝码重量及从端操作器实际受力情况

序号	1	2	3	4	5	6	7	8	9	10	11	12	13	14	15
砝码重量/g	15	30	45	60	75	90	105	120	135	150	165	180	195	210	225
实际受力/N	0.097	0.234	0.371	0.518	0.675	0.832	0.949	1.126	1.283	1.390	1.547	1.704	1.841	1.998	2.155

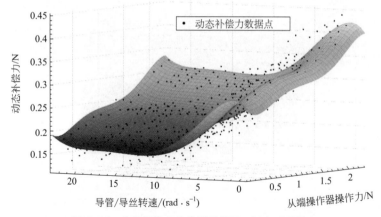

图 5.15　动态补偿力实验测量结果（见书后彩插）

$$
\begin{aligned}
F_{C}(\omega, F_{M}) = & p_{00}\omega^{5} + p_{01}\omega^{4}F_{M} + p_{02}\omega^{3}F_{M}^{2} + p_{03}\omega^{2}F_{M}^{3} + p_{04}\omega F_{M}^{4} + \\
& p_{05}\omega^{4} + p_{06}\omega^{3}F_{M} + p_{07}\omega^{2}F_{M}^{2} + p_{08}\omega F_{M}^{3} + p_{09}F_{M}^{4} + \\
& p_{10}\omega^{3} + p_{11}\omega^{2}F_{M} + p_{12}\omega F_{M}^{2} + p_{13}F_{M}^{3} + p_{14}\omega^{2} + \qquad (5.37) \\
& p_{15}\omega F_{M} + p_{16}F_{M}^{2} + p_{17}\omega + p_{18}F_{M} + p_{19}
\end{aligned}
$$

式中，$F_{C}(\omega, F_{M})$ 为动态补偿力；ω 为导管/导丝转速，rad/s；F_{M} 为从端操作器的操作力，即从端操作器所测得的力，N；p_{mn} 为拟合方程系数，其具体数值如表 5.7 所示。

表 5.7　动态补偿力拟合方程系数

拟合系数	p_{00}	p_{01}	p_{02}	p_{03}	p_{04}	p_{05}	p_{06}
数值	9.159×10^{-3}	-2.861×10^{-5}	-4.720×10^{-5}	1.586×10^{-5}	1.860×10^{-5}	-6.057×10^{-3}	4.214×10^{-5}
拟合系数	p_{07}	p_{08}	p_{09}	p_{10}	p_{11}	p_{12}	p_{13}
数值	1.624×10^{-5}	1.250×10^{-5}	1.480×10^{-3}	-3.552×10^{-2}	3.590×10^{-5}	7.342×10^{-5}	6.653×10^{-3}
拟合系数	p_{14}	p_{15}	p_{16}	p_{17}	p_{18}	p_{19}	
数值	4.227×10^{-2}	-1.277×10^{-4}	3.088×10^{-3}	-2.561×10^{-3}	2.903×10^{-2}	2.059×10^{-1}	

（3）实验讨论

为了验证式(5.37)的拟合方程能否满足实际手术需求，需要对其进行误差分析。在实验测量结果中随机选择 10 组数据，包括导管/导丝转速 ω，从端操作器操作力 F_{M}，实测动态补偿力 F_{C}。利用导管/导丝转速 ω、从端操作器操作力 F_{M}，通过式(5.37)计算出拟合后的动态补偿力 $F_{C}(\omega, F_{M})$。计算实测动态补偿力 F_{C} 和拟合动态补偿力 $F_{C}(\omega, F_{M})$ 之间的误差情况，计算结果如表 5.8 所示。两者之间的最大误差和平均误差分别为 0.1197N 和 0.05334N。从端操作器的真实操作力 F_{R}，可以利用动态补偿力和从端操作器的测量力，通过式(5.36)计算得到。由于真实操作力 F_{R} 是手术过程中直接通过主端操作器力反馈至医生的力，为了能够反映出误差的大小，对其与真实操作力 F_R 的相对误差进行了计算。如表 5.8 所示，最大相对误差和平均误差分别是 8.49% 和 4.54%。文献 [227] 指出医生对于操作力的分辨率在 0.5～200N 之间是 7%～10%，因此拟合方程的误差满足要求。

表 5.8 动态补偿力误差分析

参数	序号									
	1	2	3	4	5	6	7	8	9	10
$\omega/(\text{rad}\cdot\text{s}^{-1})$	5.760	15.708	2.618	1.047	12.566	21.991	10.472	18.326	0.5236	5.760
F_M/N	1.617	1.323	0.294	1.323	2.205	0.588	1.029	1.764	0.441	0.735
$F_C(\omega,F_M)/N$	0.2450	0.2068	0.2079	0.2469	0.2492	0.1661	0.2108	0.2157	0.2179	0.2136
F_C/N	0.3372	0.2428	0.2519	0.3666	0.2853	0.2061	0.2007	0.2384	0.2625	0.3016
误差/N	0.0922	0.036	0.044	0.1197	0.0361	0.04	−0.0101	0.0227	0.0446	0.088
F_R/N	1.9542	1.5658	0.5459	1.6896	2.4903	0.7941	1.2297	2.0024	0.7135	1.0366
相对误差/%	4.7180	2.2991	8.0601	7.0845	1.4496	5.0371	0.8213	1.1336	6.3397	8.4893

由图 5.15 可知，动态补偿力与从端操作器的操作力存在正相关关系，而该种现象亦存在于本书 3.5.2 小节及文献 [230] 中。该现象主要由于从端操作器测力单元的弹性形变造成，当加载在测力单元上的力越大时，测力单元形变越大，而该种形变将会抵消部分操作力，进而导致测力单元所测的操作力值偏小。因此，当加载在从端操作器上的操作力越大时，相对误差越大，即需要补偿的力越大（动态补偿力越大）。当然，加载在从端操作器上的操作力同时会以其他方式影响测力精度，而这种影响机制暂时并不能完全确定，如部件之间的装配间隙、轴承的安装位置及润滑条件等。

与此同时，由图 5.15 可知，动态补偿力与从端操作器的旋转转速存在特定关系，两者的相关性近似符合 Stribeck 曲线，但是两者不完全相同[229,231]。影响其偏离 Stribeck 曲线的原因可能存在其他不确定性的因素，如齿轮组的摩擦力、滑轨的摩擦力、导管/导丝的扭矩等。综上所述，对于从端操作器测力精度的影响，存在诸多因素，且各个因素之间也存在关联或不确定影响。这些因素相互之间的关联因素相对复杂且暂时无法通过理论分析得出精确值。因此，通过拟合函数来计算从端操作器的"真实"手术操作力，可以作为提高力学测量精度的有效办法。

5.5.3 性能验证

为了验证利用上述实验方法所测得的动态补偿力能够有效地提高力学测量精度，本小节设置了性能验证实验，验证动态补偿力的有效性。

（1）实验设置

实验设置如图 5.16 所示，从端操作器固定在滑轨上并可以左右滑动，滑轨与实验台固连。为了避免导管/导丝形变的影响，同样采用直径为 1.8mm 的钢柱来代替导管。钢柱一端与力传感器相连，另一端与从端操作器测力单元连接。传感器采用与 5.5.2 小节中型号相同的传感器。当向右推动从端操作器外壳时，对其施加动态力载荷，此时从端操作器和力传感器均可实现力学测量。操作者推动从端操作器，同时从端操作

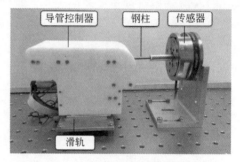

图 5.16　动态补偿力性能验证实验设置

器内部的电机带动齿轮组以随机速度进行转动。此时，从端操作器测量出操作力，并利用动态补偿力进行实时补偿，得到动态补偿操作力值。与此同时，将从端操作器测量的操作力通过常规静态补偿方法（消除初始误差），得到常规补偿操作力值。对比动态补偿操作力值、常规补偿操作力值和力传感器测量值（"真实"操作力）。

（2）实验结果

动态补偿力性能实验结果如图 5.17 所示，经过补偿后的动态补偿操作力与"真实"操作力的最大相对误差和平均相对误差分别为 11.16% 和 7.58%。常规补偿操作力与"真实"操作力之间的最大相对误差和平均相对误差分别为 17.75% 和 8.97%。

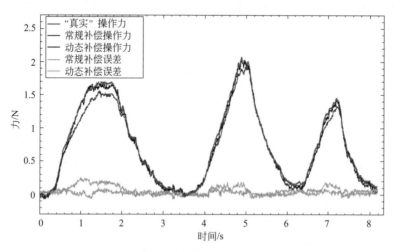

图 5.17　动态补偿力性能测试实验结果（见书后彩插）

（3）实验讨论

当采用动态补偿对从端操作器所测量的力进行补偿时，其平均相对误差，尤

其是最大相对误差明显小于未采用动态补偿时的测量误差。主要原因在于：动态补偿操作力根据具体操作情况的变化，通过实时更新补偿值来得到具体操作力；而常规补偿操作力，其只是在测量开始时，通过对测量值进行归零处理来完成对测量力的初始化，并不能随着外界环境的变化而进行再次补偿。事实上，从端操作器测力的精确度不仅受到初始静态因素影响，也受到导管/导丝转速变化、操作力变化等动态因素影响。

在图 5.17 中，常规补偿操作力的曲线与"真实"操作力的曲线形状几乎一致，两曲线几乎同时上升或同时下降。出现该现象的主要原因为常规补偿操作力值在测量开始时减去初始值，因此并未改变其力的变化趋势。而对于动态补偿操作力值，其曲线在一些细节上与"真实"操作力的曲线形状并非一致，如两曲线并非总在同一时刻上升或下降。由于在利用拟合曲线进行动态补偿时，部分细节会随着动态补偿值的改变而变化，造成补偿后的部分细节发生改变。总之，在利用动态补偿后，即使部分细节发生了改变，但其最大相对误差和平均相对误差均得到了有效降低，因此该种动态力补偿方法能够有效提高力学测量精度。

5.6 本章小结

本章首先提出了临床手术分层操作概念，然后根据该分层操作概念，设计完成了基于分层操作的安全策略，并对分层操作安全策略进行了详细设计，包括运动保护机构、分层力反馈方法和运动缩减控制。同时，对该安全策略进行了实验标定与参数设计。最后，为提高安全策略的安全性与有效性，对机器人从端操作器进行了力学测量补偿研究，对该补偿方法进行了实验标定与性能验证，实验结果表明，该方法能够有效提高从端操作器的力学测量精度，可为安全策略中操作的分层划分及实施提供基础。

第6章

血管介入手术机器人系统性能评价

6.1 引言 ▶▶

本书设计的血管介入手术机器人系统采用主从式操作，主端操作器和从端操作器之间通过线缆或网络进行连接，因此主从之间的操作跟随精度成为血管介入手术机器人系统的重要指标，直接关系到手术的安全性。本章将设计主从跟随实验来验证血管介入手术机器人系统的主从跟随性能。此外，本书提出了导管/导丝协同操作方法，充分利用导管/导丝之间的配合作用，还原医生原有操作方式。为了验证机器人系统的协同操作性能，本章将设计导管/导丝协同操作实验。为了解决机器人辅助实施介入手术所引入的不合适及危险操作、操作连续性差的问题，同时为了提高机器人心脑血管介入手术实施的安全性，本书提出了一种分层式操作安全策略。分层式操作安全策略的性能也将在本章进行测评。

由于本书分别设计了多滑块式机器人从端操作器和双滑块式机器人从端操作器，其分别与主端操作器组成多滑块式血管介入手术机器人系统（本章后续将其简称为多滑块式机器人系统）和双滑块式血管介入手术机器人系统（本章后续将其简称为双滑块式机器人系统），因此在主从跟随性能评价和协同操作性能评价中，将分别对两者展开性能测评。本章内容安排如下：首先设计机器人系统主从跟随性能测评实验，其次设计机器人系统协同操作性能测评实验，最后完成分层式安全策略的性能测评实验。该三组实验均在实验室环境下进行，采用人体模型来模拟人体血液环境。

6.2 主从跟随性能测评

血管介入手术机器人系统在实现主从式操作时，主要完成的动作有导管直线运动、导管旋转运动、导丝直线运动、导丝旋转运动。本实验将分别针对多滑块式机器人系统和双滑块式机器人系统，进行上述四种运动类型的主从跟随性能测试。

6.2.1　实验设置

血管介入手术机器人从端操作器在实现导管/导丝的直线运动和旋转运动控制时，从端操作器能够有效地完成对导管/导丝的夹持，即导管/导丝运动时与从端操作器之间不存在滑动，故可认为两者固连（在3.5.1小节和4.4.1小节中进行了实验验证）。因此，导管/导丝的直线运动和旋转运动可直接等同于从端操作器的直线运动和旋转运动，其运动的测量可采用图3.20中的实验设置。对于主端操作器的直线运动和旋转运动采用相类似的方式进行测量。

为了验证导管直线运动的跟随性能，操作者操作主端操作器实现前进和后撤运动，此时从端操作器将控制导管复制操作者的操作动作。采用位置传感器（Polaris Vicra，NDI，CA）来测量主端操作器的直线位移，采用光栅尺（JCXE-DK，贵阳新天光电科技有限公司，中国）来测量从端操作器的直线位移。10个操作者分别操作主端操作器来完成上述操作动作，每组实验重复10次。

类似地，为了验证导管旋转运动的跟随性能，操作者操作主端操作器进行旋转运动，此时从端操作器控制导管进行旋转运动。利用旋转编码器（HK50，深圳市华之瑾科技有限公司，中国）来采集主端操作器的旋转运动和从端操作器的旋转运动。

对于导丝直线运动和旋转运动跟随性能的验证，采用与上述实验相同的方法。上述实验中，首先对多滑块式机器人系统性能进行测评，然后对双滑块式机器人系统性能进行测评。

6.2.2　实验结果

当采用网络来实现主端操作器与从端操作器的连接时，不可避免地存在网络通信的主从时间延迟问题，而通信时延问题并不在本书的研究范围之内。因此，本书对于机器人系统的性能验证中，略去了网络等通信时延对于系统性能的影响。多滑块式机器人系统跟随性能实验结果如图 6.1 所示，双滑块式机器人系统跟随性能实验结果如图 6.2 所示。图中包含每位操作者操作时系统主从运动的平均误差和标准差。

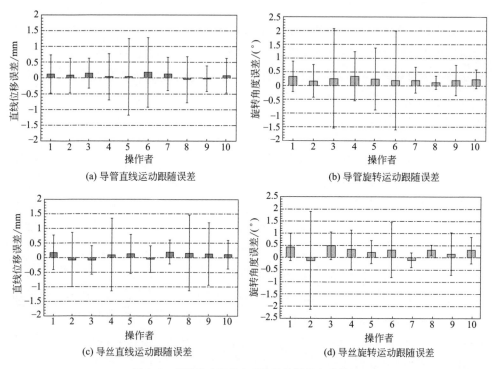

(a) 导管直线运动跟随误差　　　　　　(b) 导管旋转运动跟随误差

(c) 导丝直线运动跟随误差　　　　　　(d) 导丝旋转运动跟随误差

图 6.1　多滑块式机器人系统跟随性能实验结果

对于多滑块式机器人系统，其导管和导丝直线运动跟随平均误差低于 0.20mm，旋转运动跟随平均误差低于 0.40°；导管和导丝直线运动跟随最大标准差低于 1.50mm，旋转运动跟随最大标准差低于 2.1°。对于双滑块式机器人系统，其导管和导丝直线运动跟随平均误差低于 0.18mm，旋转运动跟随平均误差低于 0.37°；导管和导丝直线运动跟随最大标准差低于 1.40mm，旋转运动跟随最大标准差低于 1.95°。

6.2.3　实验结果分析

实验结果显示，不同操作者的主从跟随误差不同，其主要原因是主从操作的时延存在，而该时延无法进行消除。在不同的操作者进行主从操作时，每名操作者的操作速度并不相同，而以较大操作速度实施操作时，将产生大的主从跟随误差[80]。

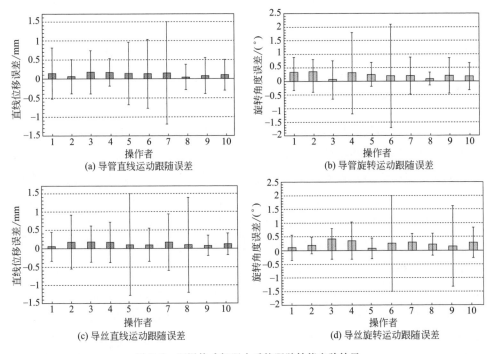

图 6.2　双滑块式机器人系统跟随性能实验结果

对比多滑块式机器人系统和双滑块式机器人系统，双滑块式机器人系统具有更好的主从跟随精度，其主要原因是双滑块式机器人从端操作器的传动部件具有更高的刚度和传动精度。对于直线运动的实现，双滑块式从端操作器采用同步带作为传动部件，而多滑块式从端操作器采用绳索作为传动部件。同步带是由多股钢丝绳索组成，因此其刚度大，同时同步带能够避免传动部件之间的滑动。对于旋转运动的实现，多滑块式从端操作器采用 3D 打印材料（SOMOS8000，东莞市鸿泰自动化设备有限公司，中国）作为传动部件材料，而双滑块式从端操作器采用聚醚醚酮制作，其刚度和加工精度（传动精度）均要大于 3D 打印材料制作的传动部件。

综上所述，双滑块式机器人系统和多滑块式机器人系统均能够实现对导管/导丝直线运动和旋转运动的高精度控制，并且双滑块式机器人系统的主从跟随精度高于多滑块式机器人系统的主从跟随精度。

6.3 协同操作性能测评 ▶▶

为了验证本书提出的协同操作方法的可行性，本实验分别利用多滑块式机器人系统和双滑块式机器人系统操作导管和导丝，将导管和导丝从指定起始点推送至指定目标点。根据机器人系统操作任务完成情况，对其协同操作性能进行测评。

6.3.1 实验设置

为了验证多滑块式机器人系统协同操作性能，本实验采用人体模型模拟人体真实血管环境（人体模型的型号及相关描述见 3.4.4 小节）。起始位置位于人体模型的主动脉弓，目标位置位于人体模型的左锁骨下动脉，如图 6.3 所示。将导管（VER135°，Cordis Corporation，US）和导丝（451-514HO，Cordis Corporation，US）安装在从端操作器上。操作者通过双手操作主端操作器，利用主端操作器实现对导管/导丝直线运动和旋转运动的控制。从端操作器在人体模型上再现操作者的操作动作，将导管/导丝从起始位置推送至目标位置。实验过程中，采用多轴运动控制卡（PMAC-PCI-LITE，Delta Tau Data System Inc.，US）来实现导管/导丝直线运动和旋转运动的采集。采用从端操作器自身的力学测量单元实现对导管/导丝推动力的测量。10 位操作者分别完成上述操作，每位操作者重复实验 10 次，并记录下每次的操作时间。

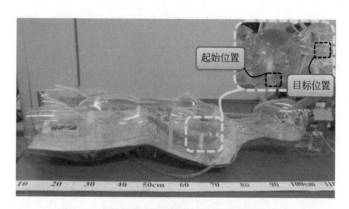

图 6.3　人体模型及实验操作起始位置和目标位置

多滑块式机器人系统协同操作性能验证实验装置如图 6.4 所示，双滑块式机器人系统协同操作性能验证实验装置如图 6.5 所示。

6.3.2 实验结果

（1）多滑块式机器人系统

对于利用多滑块式机器人系统的协同操作，导管/导丝均成功到达了目标位

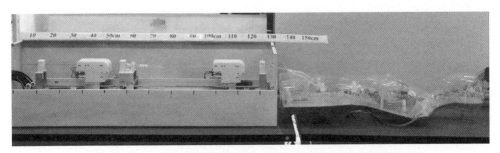

图 6.4　多滑块式机器人系统协同操作性能验证实验装置

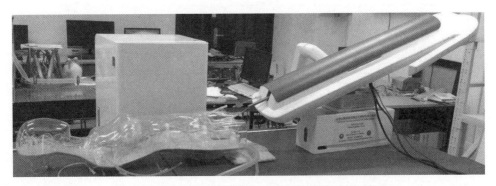

图 6.5　双滑块式机器人系统协同操作性能验证实验装置

置。每位操作者的操作时间如图 6.6 所示。图中包含了每位操作者的操作平均时间和标准差。最大平均操作时间为 70.2s，最大标准差为 19.4s。选择其中一组操作数据，如图 6.7 所示，包含导管/导丝的直线运动、旋转运动和操作力信息。对于该次操作，导管/导丝在人体模型中的位置如图 6.8 所示。

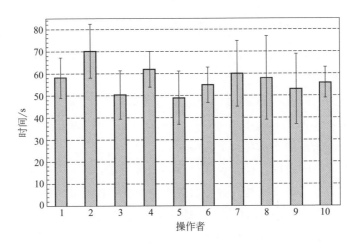

图 6.6　多滑块式机器人系统操作时间

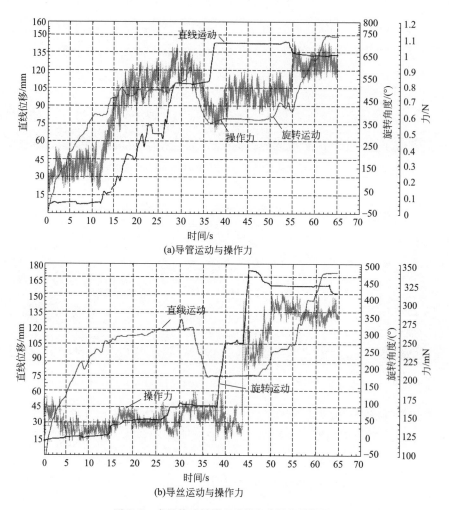

(a)导管运动与操作力

(b)导丝运动与操作力

图 6.7　多滑块式机器人系统实验操作数据图

如图 6.7 所示，在 0~12s 时间段内，操作者沿着主动脉弓操作导管/导丝，并将导管/导丝推送至主动脉弓与左锁骨下动脉交叉处。在该阶段内，操作者对于导管/导丝的操作主要为直线推送，几乎没有旋转操作。此阶段导管/导丝的操作力相对较小，且无太大波动。图 6.8（a）显示了导管/导丝位于人体模型内的初始位置，并准备沿着主动脉弓进行移动。

在 12~38s 时间段内，操作者通过不断改变导管/导丝的位姿，准备穿过主动脉弓与左锁骨下动脉交叉处，并尝试进入左锁骨下动脉中。操作者通过同时推动、回撤和旋转导管/导丝来改变其运动状态。由于在主动脉弓与左锁骨下动脉交叉处，导管、导丝与血管壁碰撞频繁，因此此时导管/导丝的操作力变化较为频繁。在此操作阶段结束时，导管/导丝位于主动脉弓与左锁骨下动脉交叉处，并且已经调整好适当的位姿，将准备进入左锁骨下动脉，如图 6.8（b）所示。

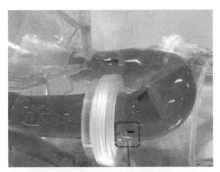

(a) 导管/导丝位于初始位置

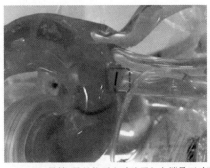

(b) 导管/导丝位于主动脉弓与左锁骨下动脉
交叉处，导丝开始尝试穿过血管分支

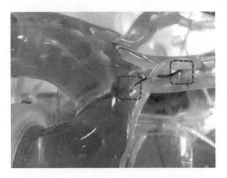

(c) 导丝进入左锁骨下动脉，导管位于主动脉弓与左锁骨
下动脉交叉处，并尝试进入左锁骨下动脉

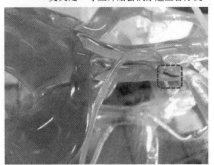

(d) 导管/导丝到达目标位置

图 6.8　多滑块式机器人系统操作过程中导管/导丝位置图

在 38～55s 时间段内，操作者推动导丝进入左锁骨下动脉，而此过程中导管几乎没有运动。当导丝已进入左锁骨下动脉时，导管依然位于主动脉弓与左锁骨下动脉交叉处。此过程中，导管的操作力只有轻微的变化，而导丝的操作力呈现频繁且急剧的变化。图 6.8（c）显示了此操作阶段导管/导丝在血管中的位置。

在 55～65s 时间段内，操作者操作导管进入左锁骨下动脉，并且继续推送导管/导丝沿着左锁骨下动脉前进。此阶段中，操作者对导管/导丝的操作主要为直线推送，而几乎没有旋转操作。除了 55～56s 时刻导管的操作力突然变大外，该阶段内导管/导丝的操作力变化微小。图 6.8（d）显示了在整个操作的最后阶段，导管/导丝均到达了血管中的目标位置。

（2）双滑块式机器人系统

对于利用双滑块式机器人系统的实验，导管/导丝也均成功到达了目标位置。

每位操作者的操作时间如图 6.9 所示。图中包含了每位操作者的平均操作时间和标准差。最大平均操作时间为 45s，最大标准差为 16s。选择其中一组操作数据，如图 6.10 所示，包含导管/导丝的直线运动、旋转运动和操作力信息。由于利用双滑块式机器人系统实施的协同操作实验中，导管和导丝的运动状态与采用多滑块式机器人系统实施操作的实验状态相似，因此不再对导管和导丝运动状态和其位于血管中的位置进行讨论。

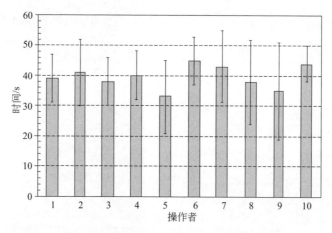

图 6.9　双滑块式机器人系统操作时间统计图

6.3.3　实验结果分析

（1）多滑块式机器人系统

在实验操作中，无法在不对导管/导丝运动产生影响的情况下，实现对导管/导丝直线运动和旋转运动的测量，因此本书利用多轴运动控制卡采集从端操作器的运动信息，来代替导管/导丝的真实运动信息。该种替代可行，其主要原因如下：

① 该实验的目的是测试机器人系统能否利用协同操作功能，将导管/导丝推送到目标位置。实验的侧重点为导管/导丝的相对运动位置，以及整个实验过程中导管/导丝的运动状态等信息。而对于导管/导丝的操作精度，不是本实验的关注对象。

② 在本书的其他章节中，已经证明了导管/导丝的准确度和精密度能够达到要求，并且导管/导丝与从端操作器之间不存在滑动。因此，从端操作器的数据能够精确地反映导管/导丝的运动。

③ 导管/导丝的主从跟随性能已经在本章 6.2 节进行了验证，因此本实验无

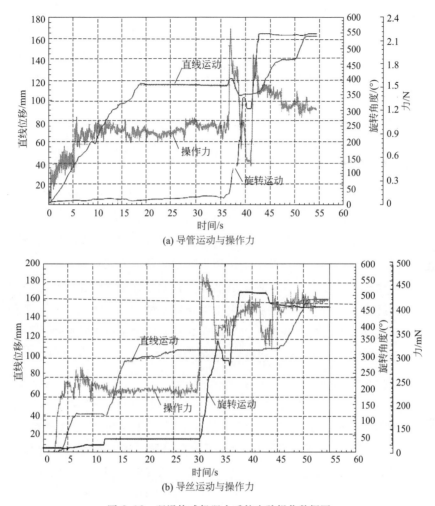

(a) 导管运动与操作力

(b) 导丝运动与操作力

图 6.10 双滑块式机器人系统实验操作数据图

须继续对其进行测评。

由于本实验采用人体模型作为实验环境，而人体模型具有透明性，操作者能够直接观测到导管/导丝位于血管中的形态，因而有利于操作者实时改变导管/导丝的位姿。因此，10 位操作者均成功到达了目标位置。然而，每位操作者的操作时间，以及同一操作者在不同操作情况下的操作时间相差很大，主要有以下两种原因：①每位操作者的操作技能及对血管的熟悉程度不同；②导管/导丝头部的初始位姿不同，并且导管/导丝具体位姿具有随机性。因此，造成利用导管/导丝跨过特定血管分支的操作时间各不相同。

图 6.7（a）显示了实验过程中导管操作力的变化情况。在大约 12~16s 的时间段内，由于导管与主动脉弓的血管壁进行碰撞，并且导管开始进行旋转，因

此导管操作力快速而剧烈增大。在大约 33s 时，导管的运动方向发生了改变，此时导管的操作力立即降低。类似地，在大约 34s 时，导丝的运动方向发生改变，此时导丝的操作力立刻减小［图 6.7 （b）］。对比图 6.7 （a）和图 6.7 （b），在整个操作过程中，导丝的操作力明显小于导管的操作力，该情况的出现主要有以下两种原因：

① 导丝受到的摩擦阻力小于导管所受的摩擦阻力。导丝较导管更加柔软，并且导丝的表面设有亲水涂层，其与外界环境的摩擦系数要小于导管与外界环境的摩擦系数。

② 导丝所受的碰撞力较小。导丝位于导管内部，其与血管的碰撞频率远低于导管与血管的碰撞频率。

在 45s 时，导丝操作力大幅而快速地增加到峰值，此时导丝只有旋转运动，并没有直线运动。该种情况主要由于操作过程中导丝的形变：导丝通过旋转运动改变位姿，通过血管分支进入左锁骨下动脉中；此过程中导丝在位于主动脉弓和左锁骨下动脉交叉处时，导丝的头部由于旋转运动处于弯曲状态；当操作者继续旋转导丝并达到合适的弯曲状态时，导丝则顺利进入左锁骨下动脉中；此时，导丝的弯曲形变消失，由于其形变势能的突然释放，引发了导丝操作力的突然增加。

如图 6.7 （b）所示，导丝在大约 46～65s 时间段内的操作力均大于导丝在 0～43s 时间段内的操作力。在 46～65s 时间段内，导丝位于左锁骨下动脉内，而在 0～43s 时间段内，导丝位于主动脉弓内。当导丝进入左锁骨下动脉后，其不仅产生了更大程度的弯曲形变，而且与血管壁的接触面积更大，因此在进入左锁骨下动脉后，其所受的摩擦力将大于在主动脉弓内所受的摩擦力。

（2）双滑块式机器人系统

对于双滑块式机器人系统协同操作实验，其操作情况与多滑块式机器人系统相似，其具体分析不再赘述，在此仅对图 6.10 进行分析。在约 38～40s 时间段内，由于导管与主动脉弓血管壁接触并开始旋转，导管的操作力立即出现大幅增加。在大约 39s 和 42s 时，导管的运动方向（直线或旋转）突然发生改变，导管的操作力也立刻发生变化。类似地，在 31～33s 时间段内，导丝的操作力也出现了迅速大幅变化。

导丝在大约 35～57s 时间段内的操作力比 0～32s 时间段内的操作力要大很多，其原因是导丝跨越了主动脉弓与左锁骨下动脉的分叉处，所受的摩擦力相对变大（具体原因在多滑块式机器人系统协同操作性能中已进行了讨论）。

综上所述，本节对所设计的多滑块式机器人系统和双滑块式机器人系统进行了导管/导丝协同操作性能验证，实验结果表明，其能够通过协同操作的方式，推送导管/导丝成功穿过血管分支并达到目标位置。虽然本节验证实验中的操作路径并不复杂，但该实验验证了机器人系统协同操作的可能性。因此，本节所设计的导管/导丝协同操作机器人系统，能够完成导管/导丝协同操作控制，并可以在临床手术中进行应用。

6.4 分层式安全策略性能测评 ▶▶

对于本书提出的分层式安全策略的性能测评，本节采用多滑块式机器人系统作为载体，对其进行参数设置，来完成分层式安全策略的性能测评。

6.4.1 实验设置

分层式安全策略性能测评实验装置如图 6.11 所示。图 6.11 中，利用位置传感器（PolarisVicra，NDI，CA）来测量导管的直线运动信息，利用光栅尺（JCXE-DK，贵阳新天光电科技有限公司，中国）来测量导管控制器的直线运动信息。医生操作主端操作器，主端操作器将实时采集医生的运动信息，同时生成反馈力并反馈至医生。为了模拟血管环境，本实验同样采用 6.3 节中使用的人体模型作为实验环境。在本实验中，导管位于人体模型的主动脉弓内，医生控制主端操作器，从端操作器再现医生动作。医生的主要动作为直线推送导管，导管沿着主动脉弓前进。

本实验设置三组对比实验，利用不同的参数设置，测评分层式安全策略性能。在实验之前，需要提前设置不同的血管危险力和警示力，然而目前未见相关文献对血管介入手术中的血管破损力及类似作用力进行测定。文献［230］和［232］通过人体模型进行了实验，实验结果显示，导管/导丝的操作力随不同操作位置而变化，如在左锁骨下动脉处导管的操作力一般不大于 1.1N。事实上，血管危险力大于导管的操作力，因此将血管的危险力分别设置为 $F_S = 1.1N$、1.4N、1.7N。由 5.4.2 小节分析可知，可将警示力设置为危险力的 80%，因此血管的警示力可分别设置为 $F_W = 0.88N$、1.12N、1.36N。对于单向运动保护机构的夹持力，设置为与危险力相同的数值（$F_A = F_S$）。对于操作力微分调节系数 α、直线位移微分调节系数 β 和力位融合系数 γ，根据 5.4.2 小节提供的参数值进行确定。双向运动保护机构及其他参数根据式（5.14）、式（5.18）、式

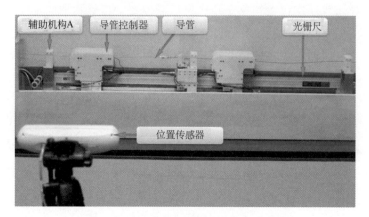

图 6.11 分层式安全策略性能测评实验装置

（5.20）和式（5.22）等进行确定。该实验所涉及的具体参数如表 6.1 所示。

表 6.1 分层式安全策略性能测评实验参数设置

实验分组	F_S/N	F_W/N	F_r/N	n	α /(s·N^{-1})	β /(s·m^{-1})	F_A/N	ϕ/(°)	F_{MF}/N	F_{MB}/N	V/V	γ /(mm·N^{-1})
实验 1	1.1	0.88	3	3	0.2	0.015	1.1	21.49	1.21	0.78	20.87	4.03
实验 2	1.4	1.12	3	3	0.2	0.015	1.4	24.55	1.49	0.84	23.26	4.03
实验 3	1.7	1.36	3	3	0.2	0.015	1.7	27.27	1.92	0.96	24.50	4.03

6.4.2 实验结果

三组实验结果如图 6.12 所示，图中包含了实验过程中的运动信息和力学信息，运动信息包含导管、从端操作器和主端操作器的直线运动信息，力学信息包括导管的操作力和主端操作器生成的反馈力。

6.4.3 实验结果分析

在图 6.12 中，整个实验操作过程可以分成五个阶段：阶段 A～阶段 E。其中，阶段 A 和阶段 E 属于安全区域，阶段 B 和阶段 D 属于警示区域，阶段 C 为危险区域。根据该五个阶段的特性，将其划分为三个部分并讨论如下：

阶段 A 和阶段 E：该阶段中医生利用主端操作器实施操作，从端操作器复制医生的操作，导管在没有超过危险力的情况下向前移动。与此同时，医生可以感受到主端操作器产生的反馈力。如图 6.12 所示，在阶段 A 中，导管的运动信息

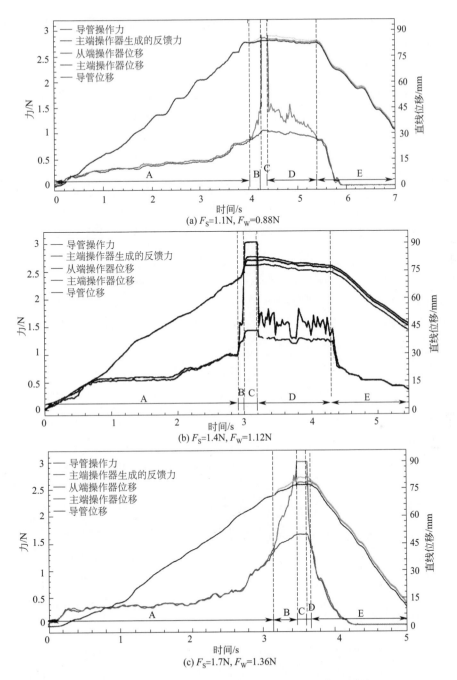

图 6.12　分层式安全策略性能测评实验结果（见书后彩插）

与从端操作器及主端操作器的运动信息相同，医生手部感受到的力反馈与从端操作器所测量的力相同。在阶段 E，医生手部感受到的力反馈依然与从端操作器所测量的力相同。然而，该阶段中导管的运动曲线、主端操作器的运动曲线及从端操作器的运动曲线不再完全重合。该种现象出于以下原因：①在阶段 E 之前，运动缩减控制将从端操作器的运动进行了缩减，使得从端操作器的直线位移小于主端操作器的直线位移；②在阶段 E 之前的操作中，当"危险操作"出现时，运动保护机构对导管运动进行了干涉，限制了导管前进。如图 6.12（b）所示，在阶段 E 中，从端操作器的运动曲线位于主端操作器运动曲线的下方，而导管的运动曲线位于从端操作器运动曲线的下方，三者的运动关系存在不一致。由于三个运动曲线的形状和运动趋势一致，因此医生可以根据 X 射线下的运动影像重新建立三者之间的运动映射关系。

阶段 B 和阶段 D：该阶段中，导管的操作力超出了警示力，此时医生通过主端操作器获得放大型力反馈，并得到警示，警示该操作属于警示区域。在该阶段内，当导管的操作力增大或医生向前推送导管时，医生获得的反馈力急剧增大。如图 6.12（a）所示，在大约 4.8s 时，主端操作器生成的反馈力随着导管的操作力的增大而急剧增大。类似地，在图 6.12（b）中约 3.8s 时，导管的操作力和主端操作器的直线位移同时增大，主端操作器生成的反馈力急剧增大。在图 6.12（b）中约 3.65s 时，由于导管操作力的降低，使得主端操作器生成的力反馈急剧减小。与此同时，由于运动缩减控制的作用，导管的直线运动位移比主端操作器的实际运动位移要小。在图 6.12（c）中 3.15～3.25s 时间段内，导管与从端操作器具有相同位移，但两者的位移量均小于主端操作器的位移量。

阶段 C：该阶段中，导管的操作力超出了血管的危险力，运动保护机构开始工作，并阻止导管继续向前推进。如图 6.12（b）所示，在大约 3s 时，从端操作器继续向前移动（由于运动缩减控制开始工作，从端操作器的位移小于主端操作器的位移），而导管保持静止。与此同时，医生获得截止型力反馈（$F_T=3N$），以警示和阻止医生继续向前推送导管，之后医生开始回撤导管。当导管操作力小于血管危险力时（$F<F_S$，大约在 3.2s），导管具有与主端操作器相同的运动位移。类似地，该种操作情况同样出现在图 6.12（a）和图 6.12（c）中。此阶段中，当导管的操作力超出血管危险力阈值时，导管开始在单向运动保护机构中滑动，此时导管的操作力近似为常数。

在上述三组实验中，当医生在阶段 A 和阶段 E 中实施"安全操作"时，医生获得常规型力反馈，此时医生可以完全利用现有操作经验来实施手术操作。当在阶段 B 和阶段 D 时，医生的操作属于"不合适操作"，主端操作器生成放大型力反馈力来警示医生，同时运动缩放控制对"不合适操作"的位移进行减小。因此，导管对血管造成的损伤将得到有效降低。当在阶段 C 时，医生的操作属于"危险操作"，此时主端操作器生成截止型力反馈，来警示并阻止医生的进一步操作。同时，运动保护机构开始工作，将"危险操作"进行在线消除。在对"危险操作"进行消除过程中，医生无须关闭操作系统或切断主从之间的操作连接，消除了"危险操作"对于操作连续性的影响，提高了手术操作效率。

不同的血管具有不同的警示力和危险力阈值，本实验中通过设置三个不同的阈值来完成了分层式安全策略的性能验证，实验结果验证了分层式安全策略的可行性。对于警示力和危险力的选择，没有具体临床数据作为指导，是通过人体模型实验进行确定的，但对于分层式安全策略可行性的验证并无实质影响。在该实验中，机器人系统危险力阈值采用血管真实危险力的数值，而在真实临床手术过程中，对于机器人系统危险力阈值的设定，可以设置为小于血管真实危险力。此外，该分层式安全策略不仅适用于导管的安全操作，也适用于导丝的安全操作。

6.5　本章小结

本章对血管介入手术机器人系统进行了性能测评，包括主从跟随性能测评、协同操作性能测评和分层式安全策略性能测评：

① 在主从跟随性能测评实验中，分别对多滑块式机器人系统和双滑块式机器人系统进行了实验，分别测试了直线运动跟随精度和旋转运动跟随精度。实验结果表明，两种机器人系统可以实现直线运动和旋转运动的高精度主从跟随。

② 在协同操作性能测评实验中，分别利用多滑块式机器人系统和双滑块式机器人系统进行了导管/导丝协同操作实验。实验结果表明，两者均能通过协同操作将导管/导丝穿过血管分支并达到目标位置。

③ 在分层式安全策略性能测评实验中，通过设置三个不同的警示力和危险力阈值来进行分层式安全策略性能验证。实验结果表明，该安全策略可以在线消除"不合适操作"和"危险操作"，能够保证手术操作的连续性，提高手术操作的安全性和手术操作效率。

第7章

血管介入手术机器人人机协作策略

对于手术机器人，手术安全性是前提条件。然而，以现有血管介入手术机器人技术与人工智能技术发展水平，无论是从技术完备性和可靠性角度，还是从伦理可接受程度角度，完全自主的血管介入手术机器人都是一个难以达到的目标，短期内无法实现临床应用。有效的人机协作手术方式，可以将机器人自主决策能力和人类医生对高层级手术任务的认知和决策优势结合，以实现最优的手术效果。

本章首先以实现安全高效和精细化手术操作为目标，基于所提出的被动柔顺导管手术动作自主决策，提出一种针对血管介入手术机器人的人机信任度模型，进而提出一种基于人机信任度模型的血管介入手术机器人主从动态映射模型；其次，提出一种基于导管操作力状态异常概率识别的血管介入手术机器人主从动态映射模型，以提高手术安全性。进而，结合两种主从动态映射模型，建立一种人机共享控制算法，实现血管介入手术机器人的人机协作，提高导管手术操作效果。进一步地，以颅内造影手术为例，基于所建立的人机共享控制算法，以及所构建的主从血管介入手术机器人系统，建立一种相对完整的针对颅内造影手术的人机协同手术策略。

7.1 引言　　▶▶

人机共享控制首先由 Sheridan 提出[233]，是指人、自主控制系统之间进行协调，共同对机器人进行控制的一种策略。此后，它被大量应用在作业环境信息未知、各种原因导致的控制信号不稳定等机器人控制场合。在手术机器人领域，也有不同学者对医生与手术机器人共享控制策略进行研究。包括：

① 在自由度维度进行划分的共享控制策略，如针对的内窥镜手术机器人，自主控制相机将其动态调整至合适位姿，配合医生控制其他手术器械进行手术[201]，操作者和机器人分别控制机器人的不同手术器械或自由度，医生和机器人在控制回路上依然相对独立，人机融合度不高。

② 在时间维度进行划分的控制策略，如在缝合任务中，医生控制手术机器人将缝合针手动穿过组织并抓取缝合针后，机器人将缝合针按规划路径移动到下一个缝合点，医生和机器人在时间维度上相对独立，控制回路融合程度很低。

③ 在手术任务种类维度予以划分的共享控制策略，如 Yang 等人提出一种 Hubot 概念[234]，其为针对微创手术机器人的一种三模态人机协作机制，然而手术器械为刚性手术钳，其采用的手术路径约束区域方法不适用于被动柔顺导管的循迹控制。

有学者提出基于人机信任模型的共享控制策略，实现操作者和自主控制系统对机器人的同一个自由度的共享控制。然而，多是用于力控制模式下的遥操作机器人系统。基于信任模型的共享控制策略，调整手动控制和机器人自主控制的分配权值，同时调整给操作者力反馈，以解决机器人遥操作中存在的效率低，操作者负担重的问题。例如，吉林大学的朱厚文[235]，针对六自由度工业机器人遥操作控制，通过建立人机信任模型，调整虚拟引导力与操作者操作力的权值，将操作者控制与机器人自主引导融合，控制从端机器人的运动，同时通过调整手控器的末端执行器位姿，为操作者提供力反馈。类似地，克莱姆森大学的 Saeidi 等人[236]，提出一种双向人机信任度模型，根据人机信任度，将操作者动作决策与机器人自主动作决策按权重融合，同时根据机人信任度调节操作者力反馈，并以主端控制器遥控 UAV（Unmanned Aerial Vehicle，无人机）追踪 UGV（Unmanned Ground Vehicle，地面无人车）为例，进行了实验验证。然而，此类算法均通过人机信任度模型直接将操作者动作决策与机器人自主动作决策依权重加和，并不适用于手术机器人的人机协作问题。

对于手术机器人来讲，在无法确保自主动作决策算法的完全可靠的情况下，直接让机器人自主动作决策参与机器人动作的执行，会增大手术风险性。本书所提出的基于深度学习的导管头端路径规划算法和导管尾端动作自主决算法均为基于神经网络的概率模型，存在一定概率的误差。因此，当导管手术动作自主决策算法的输出动作为错误动作时，直接将其与医生操作动作通过权重加和，并由从端机器人执行，有可能降低手术操作效果，甚至造成手术失败，威胁患者生命健康。因此，本书提出一种以不改变医生手术动作决策种类（动作方向）为前提的，基于主从动态映射的人机共享控制算法。

7.2 基于人机信任度的主从动态映射模型 ▶▶

7.2.1 人机信任度模型

现有研究表明，对人机信任度影响最大的三个因素为机器人系统的特性、操作者的能力和外界环境。人对机器人的信任度 T_{HR} 取决于三个因素：机器人的表现、操作者的表现和环境因素，其中人对机器人信任的水平高低与机器人的表现密切相关，与操作者表现和环境因素等相关[236,237]。针对血管介入手术机器人，建立如下所示的人机信任模型：

$$T_{HR}(t) = \beta \frac{T_{HR}(t-1)}{\overline{T_{HR}} - \underline{T_{HR}}} + \eta_1 \frac{P_R(t)}{\overline{P_R} - \underline{P_R}} + \eta_2 \frac{P_H(t)}{\overline{P_H} - \underline{P_H}} + \chi(t) \qquad (7.1)$$

式中，$\overline{T_{HR}}$ 和 $\underline{T_{HR}}$ 分别为人对机器人信任度的上下限，表征人机对机器人的信任区间，避免人对机器人过度信任或者完全不信任；$T_{HR}(t)$ 为 t 时刻人机信任度，且 $T_{HR}(t) \in (\overline{T_{HR}}, \underline{T_{HR}})$；$P_R(t)$ 为当前时刻机器人表现，$\overline{P_R}$ 和 $\underline{P_R}$ 为机器人表现上下限，$P_R(t) \in (\overline{P_R}, \underline{P_R})$；$P_H(t)$ 为当前时刻人类操作者的表现，$\overline{P_H}$ 和 $\underline{P_H}$ 为机器人表现上下限，$P_H(t) \in (\overline{P_H}, \underline{P_H})$，本书将 $P_H(t)$ 设定为常数，$P_H \in (0, 1)$，其取决于医生的手术水平；β、η_1 和 η_2 为常数，表征当前时刻人对机器人信任度分别受前一时刻人对机器人信任度、当前时刻机器人表现和人类操作者表现的影响的权重；$\chi(t)$ 为偏置项，表征环境因素对人机信任度的影响。

7.2.2 机器人表现模型

根据机器人自主动作决策与医生操作动作决策的判别关系，建立血管介入手术机器人表现模型。机器人自主动作决策与医生操作动作决策的判别关系如下所示：

$$\begin{cases} a_{\text{dist}} = 1 & a_{\text{doc}} = a_{\text{auto}} \\ a_{\text{dist}} = -1 & a_{\text{doc}} \neq a_{\text{auto}} \end{cases} \tag{7.2}$$

式中，a_{doc} 为医生动作决策；a_{auto} 为机器人自主动作决策；a_{dist} 为机器人自主动作决策与医生动作决策的判别结果。当机器人自主动作决策与医生动作决策相同时，从概率分析角度，此时该动作为正确动作的概率较大，因此对 a_{dist} 赋正值 1；当机器人自主动作决策与医生动作决策不同时，此时该动作为错误动作的概率较大，对 a_{dist} 赋负值 -1。

由于所建立的机器人表现模型取决于机器人自主动作决策与医生操作动作决策的判别关系，所以机器人的表现与医生的表现有关。医生的手术水平越高，当机器人自主动作决策与医生操作动作决策相同和不同时，其正确和错误的概率越大；反之，医生的手术水平越低，当自主动作决策与医生操作动作决策相同和不同时，其正确和错误的概率越小。在人机协作手术过程中，机器人以往的表现会影响操作者对机器人的信任度，同时由于机器人自主决策的表现针对不同难度的手术具有波动性，而机器人自主决策短期内的表现对手术操作具有更大的影响，所以要求机器人表现模型需要体现机器人自主决策短期内的表现。因此，引入时间窗概念对机器人自主动作决策与医生操作动作决策的判别关系进行离散积分，建立如下所示的机器人表现模型：

$$P_{\text{R}} = \gamma \sum_{t_{\text{i}}}^{t_{\text{i}} - t_{\text{d}}} a_{\text{dist}} P_{\text{H}} \tag{7.3}$$

式中，t_{d} 为时间窗宽度；t_{i} 为当前时刻；γ 为与时间窗宽度 t_{d} 有关的常数，用于调节机器人表现幅值。

7.2.3　主从动态映射模型

以医生的动作决策为主，在不改变动作种类（动作方向）前提下的，建立基于人机信任度的血管介入手术机器人主从动态映射模型，如下所示：

$$k(t) = \frac{\overline{k} - \underline{k}}{1 + e^{-S_k \frac{T_{\text{HR}} - b_k}{\overline{T}_{\text{HR}} - \underline{T}_{\text{HR}}}}} + \underline{k} + \chi_k \tag{7.4}$$

式中，$k(t)$ 为基于人机信任度的、t 时刻血管介入手术机器人主从动态映射系数，$\overline{k}$ 和 $\underline{k}$ 为主从动态映射系数的上下限，$k(t) \in (\overline{k}, \underline{k})$；$b_k$ 为 $k(t)$ 曲线的偏置，$k(t)|_{T_{\text{HR}}(t) = b_k} = \frac{\overline{k} - \underline{k}}{2}$，本书取 $b_k \stackrel{\text{def}}{=\!=} \frac{\overline{T}_{\text{HR}} - \underline{T}_{\text{HR}}}{2}$；$S_k$ 为倾斜度系数，与 $k(t)$ 曲线的倾斜程度有关；χ_k 为偏置项。在不同 S_k 下，$k(t)$ 关于 T_{HR} 的曲线如图

7.1 所示。

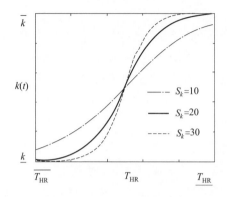

图 7.1　主从动态映射关系随人机信任度变化趋势图

　　基于人机信任度的主从动态映射模型如式（7.5）所示。结合图 7.1 分析可知，当人机信任度降低时，即机器人自主动作决策与医生动作决策不同的比例上升，表明此时手术任务较为复杂，医生动作决策错误的概率较大，主从动态映射系数降低，从端机器人运动位移成比例缩小，实现精细化操作；当人机信任度升高时，即机器人自主动作决策与医生动作决策相同的比例上升，表明此时手术任务较为简单，医生动作决策正确的概率较大，主从动态映射系数增大，从端机器人运动位移成比例增大，以提高手术效率。

$$\begin{cases} k(t)C_{\text{mas}}^{\text{axi}} \to C_{\text{sla}}^{\text{axi}} \\ k(t)C_{\text{mas}}^{\text{ang}} \to C_{\text{sla}}^{\text{ang}} \end{cases} \tag{7.5}$$

式中，$C_{\text{mas}}^{\text{axi}}$ 和 $C_{\text{sla}}^{\text{axi}}$ 分别为主端控制器医生操作轴向位移和从端机器人轴向运动位移；$C_{\text{mas}}^{\text{ang}}$ 和 $C_{\text{sla}}^{\text{ang}}$ 分别为主端控制器医生操作扭转角位移和从端机器人扭转运动角位移。

7.3 基于导管操作力状态识别的主从动态映射模型▶▶

　　血管介入手术过程中，医生需要根据手术感受到的导管操作力信息对导管在人体内与血管腔内壁的接触情况做出判断，进而对手术操作做出调整的决策。例如，当医生根据经验判断操作力过大时（如当导管头端通过畸形的血管腔时，由于血管形态复杂，导致导管头端难以通过甚至阻塞，引起导管操作力增大），会停止推进或扭转导管，进行后撤等动作，以避免导管对血管壁造成损伤；同时，当医生根据经验判断导管操作力有异常增大的趋势时，会减小导管操作幅度，以降低手术风险。因此，根据导管操作力状态的识别，对血管介入手术机器人主从动态映射进行动态调节，可以提高手术安全性。

7.3.1　导管操作力状态识别模型

本书将导管操作力状态划分为两种状态：当导管遇到障碍（如血管畸形引起导管头端难以通过甚至阻塞）时，导管操作力异常增大，需减小操作幅度或执行回撤动作以避免血管损伤，将此时的导管操作力状态定义为异常状态；否则，定义为正常状态。由于人体内导管与血管壁接触力复杂多变，难以使用简单的阈值法对其进行有效的识别[238]，所以提出一种基于 1-D CNN 的操作力状态识别模型，除考虑当前时刻瞬时操作力外，同时对当前时刻之前 m 个时刻操作力的变化趋势特征进行提取，进而实现导管操作力状态的有效识别。

所提出的导管操作力状态识别模型结构如图 7.2 所示，导管轴向操作力和操作扭矩使用相同的网络结构，但是权值不共享。当前时刻导管操作力和力矩定义为 F_{ti} 和 τ_{ti}，当前时刻到前 m（本书取 $m=64$）个时刻的导管操作力序列和力矩序列定义为 F_t 和 τ_t。将 F_t 和 τ_t 首先输入到两层一维卷积网络进行特征提取，经两层全连接层作为分类器，全连接层输出作为一层 Softmax 层的输入进行归一化至 ［0，1］ 区间，转换为导管轴向操作力和操作扭矩状态为异常的概率。第 l 层 1-D CNN 如下所示：

$$\eta_i^l(F_t) = \sigma\left(b_i^l + \sum_k \sum_u \eta_k^{l-1} F_t W_{ki}^{F,l}(u)\right) \tag{7.6}$$

$$\eta_i^l(\tau_t) = \sigma\left(b_i^l + \sum_k \sum_u \eta_k^{l-1}(\tau_t) W_{ki}^{\tau,l}(u)\right) \tag{7.7}$$

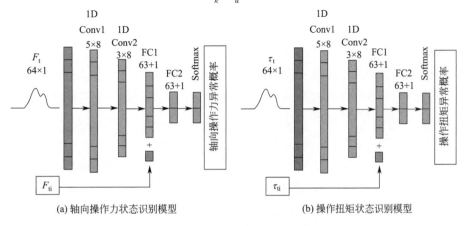

(a) 轴向操作力状态识别模型　　　　　　(b) 操作扭矩状态识别模型

图 7.2　操作力状态识别模型

式中，η_i^l 是第 l 层一维卷积网络的第 i 个特征输出；η_k^{l-1} 是第 $l-1$ 层一维卷积网络的第 k 个特征输出；$W_{ki}^{F,l}$，$W_{ki}^{\tau,l} \in R$ 分别为轴向操作力识别网络和操作扭矩识别网络中第 l 层一维卷积网络的第 ki 个卷积核；b_i^l 是偏置项；$\sigma(\cdot)$ 是激活函数，本书使用 ReLU 激活函数。

为了避免当前时刻操作力 F_{ti} 和扭矩 τ_{ti} 在卷积操作过程中发生湮灭，将其直接作为第一层全连接层的输入，第一层全连接层的输出作为第二层全连接层的输入，第二层全连接层的输出再输入到 Softmax 层进行归一化，如下所示：

$$\eta^{f_1} = \sigma(b^{f_1} + W^{F,f_1}([\eta^2, F_{ti}])) \tag{7.8}$$

$$\eta^{f_1} = \sigma(b^{f_1} + W^{\tau,f_1}([\eta^2, \tau_{ti}])) \tag{7.9}$$

$$\eta^{f_2} = \sigma(b^{f_2} + W^{F,f_2} \eta^{f_1}) \tag{7.10}$$

$$\eta^{f_2} = \sigma(b^{f_2} + W^{\tau,f_2} \eta^{f_1}) \tag{7.11}$$

$$P_{ti}^F = \exp(\eta^{f_2}) / \sum_0^1 \exp(\eta^{f_2}) \tag{7.12}$$

$$P_{ti}^\tau = \exp(\eta^{f_2}) / \sum_0^1 \exp(\eta^{f_2}) \tag{7.13}$$

式中，η^2 是第二层一维卷积层的输出；η^{f_1} 和 η^{f_2} 是第一层和第二层全连接层的输出；W^{F,f_1}、W^{τ,f_1} 和 W^{F,f_2}、W^{τ,f_2} 分别为轴向操作力识别网络和操作扭矩识别网络中第一层和第二层全连接层的权重；b^{f_1} 和 b^{f_2} 是偏置项；$\sigma(\cdot)$ 是激活函数，本书使用 ReLU 激活函数；P_{ti}^F 是当前时刻的轴向操作力状态为异常的概率；P_{ti}^τ 是当前时刻的操作扭矩状态为异常的概率。

7.3.2　训练样本数据集构建及网络训练

设计如图 7.3 所示的血管模型进行导管操作力异常状态下训练样本的采集。在血管模型的不同位置，将血管轮廓设计为不同形状的畸形。当导管头端通过畸形位置，在导管头端朝向一定方向时，可以顺利通过，将此时采集的导管操作力样本标签设置为正常；在导管头端朝向其他方向时，会被畸形的血管壁阻碍，引起导管操作力的异常，将此时采集的导管操作力样本标签设置为异常。共在 10 种不同血管模型中设计如图 7.3 所示的畸形血管 30 处，5 名操作者分别在每个畸形血管处变化导管头端朝向采集操作 10 次，共采集导管操作力异常状态样本 1500 个，顺利通过畸形位置和在其他正常形态血管位置采集的导管操作力正常状态样本 1500 个，建立包含 3000 个训练样本的导管操作力状态识别模型训练样本集。

采用交叉熵损失函数。采用 1800 个样本作为训练集，600 个样本作为验证集，600 个样本作为测试集。使用 AdamOptimazor 优化器，设 BatchSize 为 32，学习率为 0.0001，训练 2000 步。

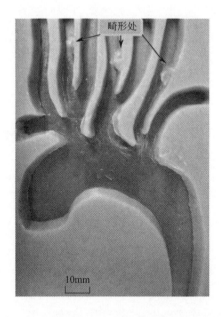

图 7.3 导管操作力样本数据采集血管局部图

7.3.3 主从动态映射模型

根据导管操作力为异常的概率，对血管介入手术机器人主从动态映射关系进行动态调节，实现导管的高安全性操作，以达到降低手术风险的目的。对操作力状态异常概率设置阈值，当超过该阈值时，将主从动态映射系数调节为较低的值，降低从端机器人与主端控制器之间的操作幅度比例。基于导管操作力状态识别的主从动态映射模型如下所示：

$$\begin{cases} k^f(t) = \alpha & P_{ti}^F > P_{th}^F \ \text{或} \ P_{ti}^\tau > P_{th}^\tau \\ k^f(t) = 1 & P_{ti}^F < P_{th}^F \ \text{和} \ P_{ti}^\tau < P_{th}^\tau \end{cases} \tag{7.14}$$

$$\begin{cases} k^f(t) C_{mas}^{axi} \to C_{sla}^{axi} \\ k^f(t) C_{mas}^{ang} \to C_{sla}^{ang} \end{cases} \tag{7.15}$$

式中，P_{th}^F 和 P_{th}^τ 分别为轴向操作力异常概率和操作扭矩状态异常概率的阈值，本书取 $P_{th}^F = P_{th}^\tau = 0.85$；$k^f(t)$ 为基于导管操作力异常概率模型的 t 时刻血管介入手术机器人主从动态映射系数；α 为导管操作力异常状态下的主从动态映射系数，本书取 $\alpha = 0.5$，此时从端机器人动作幅度为主端控制器检测到的操作者动作幅度 0.5 倍，当轴向操作力异常状态概率和操作扭矩状态异常概率均小于阈值时，主从动态映射系数取 1，此时从端机器人动作幅度相对操作者动作幅度不做调整；$C_{\text{mas}}^{\text{axi}}$ 和 $C_{\text{sla}}^{\text{axi}}$ 分别为主端控制器医生操作轴向位移和从端机器人轴向运动位移；$C_{\text{mas}}^{\text{ang}}$ 和 $C_{\text{sla}}^{\text{ang}}$ 分别为主端控制器医生操作扭转角位移和从端机器人扭转运动角位移。

7.4 基于主从动态映射的人机共享控制算法 ▶▶

　　将基于人机信任度的共享控制模型和基于导管操作力状态识别的共享控制模型相结合，建立如图 7.4 所示的人机共享控制算法。医生对通过人机交互界面反馈的手术状态进行判断，进而做出手术动作决策；同时，机器人系统基于导管头端手术路径实时规划算法和被动柔顺导管手术动作动态规划算法，根据手术状态反馈，自主做出动作决策；对于手术机器人，应将手术安全性作为前提，因此，首先将医生手术动作决策和机器人自主动作决策输入基于人机信任度的主从动态映射模型，然后将其输出连同手术状态反馈一起作为基于导管操作力状态识别的主从动态映射模型的输入，从而得到主从动态映射系数；上位机实时发送主从动态映射系数作用下的医生动作决策信息至下位机，进而生成从端机器人电机控制

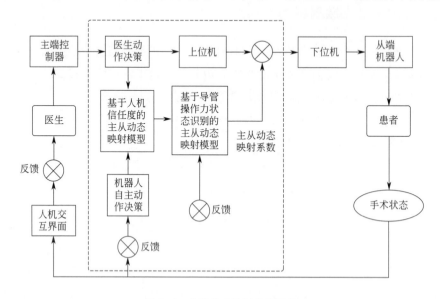

图 7.4　人机共享控制算法框架

命令，控制从端机器人操作导管，完成特定手术任务，手术状态的改变实时反馈至人机交互界面、机器人自主决策算法和基于导管操作力状态识别的主从动态映射模型，依次循环，实现人机共享控制下的血管介入手术机器人安全、精细、高效的操作。结合基于人机信任度的主从动态映射模型和基于导管操作力状态识别的主从动态映射模型，表示如下：

$$k^*(t)=k(t)k^f(t) \tag{7.16}$$

7.5 基于人机共享控制的人机协作策略

本节结合所建立的人机共享控制算法，以颅内血管造影手术为例，建立一种人机协作血管介入手术策略，如图 7.5 所示。首先根据导管在血管腔内的递送过程，从完成术前准备和股动脉穿刺后开始，颅内血管造影手术可分为三个阶段：导管头端从股动脉穿刺处至过弓位置、从过弓位置到选择进入某一根上行血管、颅内血管造影。根据颅内造影手术的三个阶段，建立血管介入手术机器人人机协作策略如下：

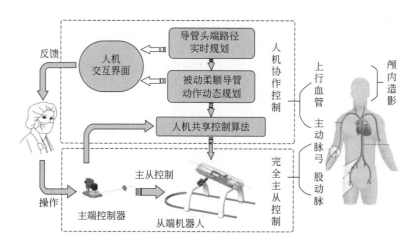

图 7.5　人机协作血管介入手术策略示意图

① 导管头端从股动脉穿刺处至过弓位置，由于此段血管为下行血管，血液与导管前进方向相反，且血流量大，不适于通过造影获得医学图像信息，同时血管直径和壁厚均较大，手术难度较小。因此，由医生在完全主从控制模式下，通过血管介入手术机器人系统，远程完成此阶段导管递送任务，同时人机交互界面

为医生提供 DSA 影像及导管操作力视觉反馈。

② 导管头端从过弓位置至选择进入上行血管，执行人机协作控制模式。此阶段，临床上可通过造影剂注入进行 DSA 造影获取医学图像。一方面，执行人机共享控制算法；另一方面，将算法实时规划的导管头端路径、导管在血管内的行进情况和导管操作力经人机交互界面进行可视化，为医生提供视觉反馈。当医生判断发生突发情况时，医生可以手动选择将控制模式切换为完全主从控制模式，或者通过急停将机器人系统锁定，以实现医生对机器人系统保持最高控制权限。

③ 造影阶段，执行医生控制模式。医生控制 DSA 造影机系统，完成颅内血管造影手术。需要指出的是，在未来工作中，可以将血管介入手术机器人系统与造影机系统兼容，使得医生可以在主从控制模式下完成造影阶段手术任务，以避免 X 射线的伤害。

7.6 基于人机信任度主从动态映射模型仿真分析 ▶▶

本节对本章所建立的人机信任度模型和基于人机信任度的主从动态映射模型进行仿真分析。设置机器人表现水平上下限分别为 20 和 -20；人类操作者表现水平为 0.8，人类操作者表现水平上下限分别为 1 和 0.2；前一时刻机器人表现 β、机器人表现 η_1、人类操作者表现 η_2 权重系数分别为 1.2、0.8 和 0.5，偏置项 $\chi(t)$ 为 0.5。

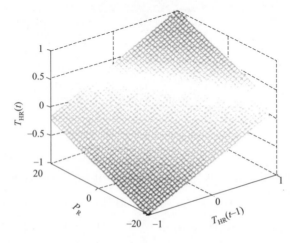

图 7.6　人机信任度变化趋势（见书后彩插）

图 7.6 为当前时刻人机信任度 $T_{HR}(t)$ 随前一时刻人机信任度 $T_{HR}(t-1)$ 和机器人表现 P_R 变化趋势曲面图。图中,人机信任度区间为 $[-1,1]$;当前一时刻人机信任度水平固定时,随机器人表现水平上升,当前时刻人机信任度水平上升,符合操作者随机器人表现提升而更加信任机器人的规律;当机器人表现水平固定时,前一时刻人机信任度水平越高,当前时刻人机信任度水平越高,说明机器人历史表现水平会影响当前时刻的操作者对机器人的信任程度。

取主从动态映射系数上下限分别为 1.5 和 0.5,偏置项 χ_k 为 0,图 7.7 所示为主从动态映射模型在不同偏置项 b_k 和不同倾斜度系数 S_k 下,当前时刻主从动态映射系数随前一时刻人机信任度和当前时刻机器人表现变化趋势曲面。图中,当主从动态映射系数大于 1 时,系统将操作者动作放大,控制从端机器人进行高效手术操作,将其定义为高效操作区域;当主从动态映射系数为 1.5 时,从端机器人运动位移与操作者动作位移达到最高放大倍数,从端机器人将以操作者动作幅度的 1.5 倍位移进行导管操作;当主从动态映射系数小于 1 时,系统将操作者动作缩小,控制从端机器人进行精细化手术操作,定义为精细操作区域;当前一时刻主从动态映射系数和人机信任度均达到较低水平时,意味着历史一段时间内机器人表现和人机信任度均较低,此时主从动态映射系数为 0.5,从端机器人缩小主端控制器检测到的医生动作幅度进行精细化操作,以提高手术安全性。

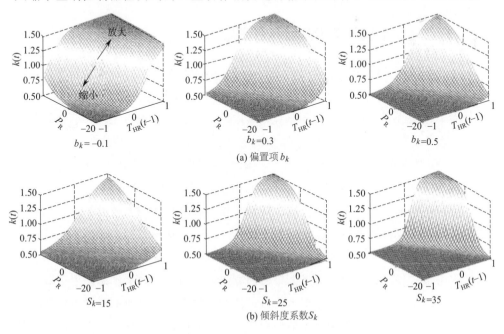

图 7.7　不同偏置项和倾斜度系数下主从动态映射系数随参数变化趋势 (见书后彩插)

将图 7.7 各子图进行对比分析可知，随偏置项 b_k 增大，主从动态映射系数变化速度加快，精细操作区域增大，系统安全系数提高，同时机器人高效操作区域减小，手术操作效率增大幅度降低；随倾斜度系数 S_k 增大，机器人精细操作区域和高效区域同时呈增大趋势，同时曲面倾斜程度增大，在精细操作和高效操纵区域之间的工作区域，主从动态映射系数对前一时刻人机信任度和机器人表现的变化更加敏感，主从系统稳定性降低。

7.7 基于主从动态映射模型的人机协作策略特性评价

本节对前面提出的血管介入手术机器人人机协作手术机制的特性进行实验评价研究。首先，采用测试血管模型，基于所建立的血管介入手术机器人系统，在实验室条件下搭建 CCD 影像下的实验平台；然后，将所建立的血管介入手术机器人样机与医院手术室结合，通过视频采集卡（同三维 T3000）实时获取造影机的 DSA 影像并实时发送至机器人系统的上位机，采用 EVE 人体血管模型（与人体血管实际尺寸比例为 1∶1），搭建 DSA 影像下的模拟手术实验平台。使用搭建的平台分别进行人机协作模拟手术操作的评价实验。

7.7.1 CCD 相机影像下实验平台搭建

本小节采用所建立的主从血管介入手术机器人系统和所设计的血管模型，搭建 CCD 相机影像下的实验平台，如图 7.8 所示。主从机器人系统固定于实验台，操作者通过交互界面观察导管在血管模型内的手术状态，通过主端控制器控制做出手术动作决策；血管模型和 CCD 相机通过调节支架固定于实验台；LED 光源（实验过程中调节支架会加装遮光罩以屏蔽外界光噪声的干扰）为 CDD 相机提供稳定的光照环境；CCD 相机获取血管模型内的手术状态图像并实时发送至上位机，上位机根据手术状态图像，通过导管头端路径规划算法及导管手术动作自主决策算法，生成机器人自主决策的手术动作；同时，从端机器人的传感系统检测导管操作力并实时发送至上位机；上位机根据医生手术动作决策、机器人自主手术动作决策、导管操作力，通过人机协同算法，实时调整主从动态映射系数，并将其和最终手术动作命令发送至下位机；从端机器人在下位机的控制下，执行在主从动态映射系数调整下的手术动作命令，对导管施加手术动作，以完成指定的手术任务。

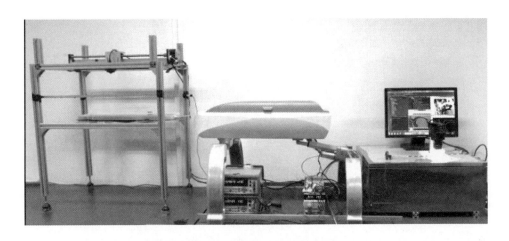

图 7.8　CCD 相机影像下的实验平台

7.7.2　CCD 相机影像下人机协作手术评价实验结果

本小节采用测试血管模型进行人机协作手术操作实验。图 7.9 所示为 4 次操作实验过程中的导管轴向操作力曲线和 4 次操作实验过程中的导管操作扭矩曲线。操作过程如下：首先由过弓后位置回撤导管，导管轴向操作力向正轴方向波动（从端机器人内部的测力仪受拉力）；当导管头端行至上行血管支路岔口处附近时，需要反复扭转导管将导管头端朝向调整至合适位置，导管操作扭矩小幅波动，然后向前推送导管头端进入上行血管支路，导管轴向操作力反向增大（从端机器人内部的测力仪受压力）；当导管头端触碰到畸形血管且发生阻塞后，若手术动作为向前推动，则会引起导管轴向操作力水平异常增大，若手术动作为扭转，则会引起导管操作扭矩水平异常增大；如果导管头端没有发生阻塞而顺利通过畸形血管，则导管操作力和操作扭矩水平不会异常增大。如图 7.9 所示，在 8～16s，导管头端处于畸形血管附近，除实验 5 中导管头端顺利通过畸形血管外，其余 7 次实验均发生导管头端阻塞，实验 5 中导管操作扭矩未发生异常；发生导管头端阻塞后，实验 1～实验 4 中手术动作为向前推动，导管轴向操作力水平降低发生异常增大，实验 6～实验 8 中手术动作为扭转，导管操作扭矩水平发生异常增大。第 5 次实验中，导管操作力状态识别模型正确识别出正常的导管操作力状态；其余 7 次实验中，导管操作力状态识别模型均正确识别出了导管轴向操作力或操作扭矩状态的异常，当医生回撤导管后，导管操作力状态识别模型又正确识别出导管操作力状态恢复正常。

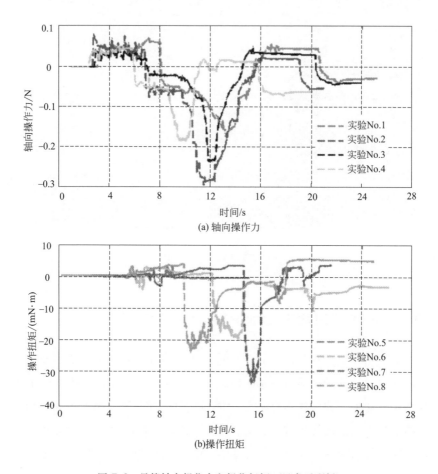

(a) 轴向操作力

(b)操作扭矩

图 7.9 导管轴向操作力和操作扭矩 (见书后彩插)

以第 4 次实验为例,对人机协作导管操作具体过程进行分析。图 7.10 所示为第 4 次实验过程中的导管轴向操作力和操作扭矩曲线。在 2.4~4.5s,操作者做回撤动作,导管头端由过弓后位置运动至上行支路血管岔口附近,导管轴向操作力正向增大至 0.04N;然后在 4.2~5.5s,操作者做边回撤边扭转动作,将导管头端朝向调整至合适角度,导管操作扭矩负向增大至 -9mN·m 后回归初始值附近;5.8~9.6s,操作者做出推送动作,导管头端进入上行支路血管,导管轴向操作力负向增大至 -0.06N,在 8.8s 时,导管头端触碰到畸形血管处;此过程中,如图 7.11~图 7.13 所示,由于血管在岔口处的轮廓形态较为复杂,机器人自主决策出现若干错误动作,导致人机信任度出现一定波动,主从动态映射系数随之在 0.5 至 1.5 之间波动。通过图 7.13 和图 7.14 可以看出,当主从动态映射系数为 0.5 时,相对于主端控制器位移变化速率,从端机器人位移变化速率降低，其动作幅度减小；反之，当主从动态映射系数为 1.5 时，从端机器人相对于主端控制器位移变化速率增大，其动作幅度增大；随操作者继续向前推送导管，导管轴向操作力迅速负向增大至 -0.18N，在 9.4s 时，导管操作力状态识别模型正确识别出异常状态，主从动态映射系数降低，相对于操作者动作，从端机器人动作幅度降低，操作者回撤导管；在 $13\sim14.5$s，操作者扭转导管调整朝向，然后向前推送导管，直至通过畸形血管处。

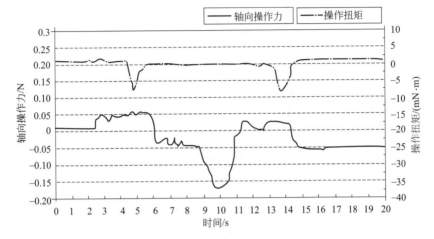

图 7.10　第 4 次实验导管轴向操作力和操作扭矩

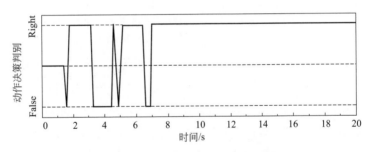

图 7.11　第 4 次实验手术动作决策判别

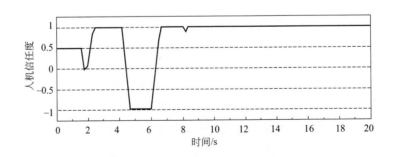

图 7.12　第 4 次实验人机信任度

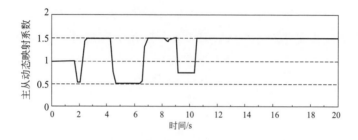

图 7.13 第 4 次实验主从动态映射系数

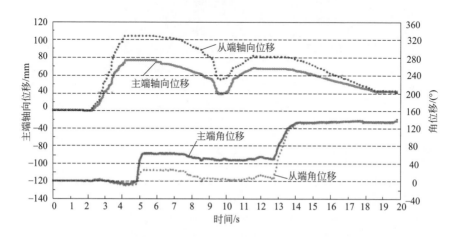

图 7.14 第 4 次实验主端控制器与从端机器人运动位移对比

CCD 影像下的模拟血管介入手术人机协作实验结果表明，本书所建立的基于 1-D CNN 的导管操作力状态识别模型，可以正确地对正常导管操作力状态和异常导管操作力状态进行识别，且识别出异常导管操作力状态时，导管的轴向操作力阈值和操作扭矩阈值不是定值，因此可以适应复杂多变的导管操作力状态的识别任务，从而提高手术安全性。同时，所建立的人机共享控制算法，可以针对不同的手术状态，通过动态调节机器人主从动态映射系数，实现精细化、高效率的手术操作。

7.7.3 手术室 DSA 影像下实验平台搭建

本小节基于所建立的血管介入手术机器人样机系统，采用 EVE 人体血管模型，与手术室 DSA 造影机系统搭建结合，搭建如图 7.15 和图 7.16 所示的实验平台。为了实现血管介入手术机器人系统与 DSA 造影机的兼容，采用视频采集盒（同三维，T3001，1080P/60Hz）实现 DSA 造影机与机器人系统之间 DSA 影像的实时传输。EVE 人体血管模型以患者体位置于手术床上。从端机器人系统通过前后龙门臂底部的 T 型槽与手术床 T 型导轨连接并紧固，从而固定在手术床上方，通过调节后龙门推杆，将从端机器人固定后，调节机器人位置，使其从端运动平台与试验对象预计股动脉行走方向一致，高度上能够贴近股动脉切口。通过手术床位置调节按钮，可将 EVE 人体血管模型和从端机器人系统随手术床调整至 X 射线发射器下方合适位置。

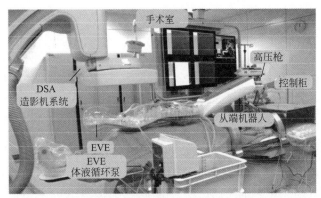

(a) 手术室内

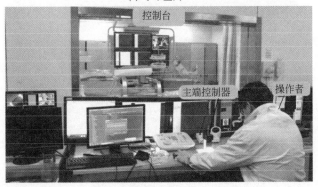

(b) 医生控制台

图 7.15　手术室 DSA 影像下实验平台

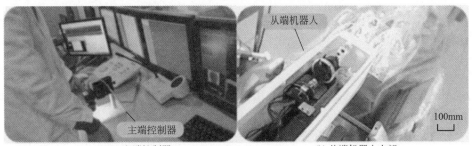

(a) 主端控制器　　　　　　　　(b) 从端机器人内部

图 7.16　手术室 DSA 影像下实验平台局部图

由于 DSA 图像与 CCD 工业相机图像在图像纹理方面具有较大差别，因此其预处理方式与 CCD 工业相机图像预处理方式不同。一方面，需要通过主动脉弓造影的方式获取血管模型主动脉弓造影图像。EVE 人体血管模型配备体液循环泵，可以在模型血管腔内实现模拟血液的循环，同时可以模拟人体心跳，实现模拟血液流速的脉动。当导管头端处于过弓位置后，通过高压枪在短时间内将大剂量造影剂注射进主动脉弓，造影剂随模拟血液的流动进入下行血管和上行血管，在 DSA 造影机 X 射线下，实现血管模型主动脉弓及部分上行血管和下行血管的显影，如图 7.17(a) 所示。本书通过帧差法对造影前和造影后的图像进行处理，然后将处理后的图像通过二值化并在 Canny 算子下实现血管轮廓的提取。另一方面，在手术操作过程中，在无造影剂条件下，持续踩线❶，DSA 图像中会显示明显的导管轮廓，此时 DSA 图像中无明显血管轮廓，如图 7.17(b) 所示。本书采用阈值法将图像二值化，然后基于 Canny 算子实现导管轮廓的提取。手术操作过程中，利用预处理的血管轮廓图像和导管轮廓图像，一方面为导管头端手术路径实时规划算法和导管手术动作动态规划算法提供手术状态信息，另一方面为操作者通过视觉反馈提供手术状态信息，辅助其进行手术操作决策。

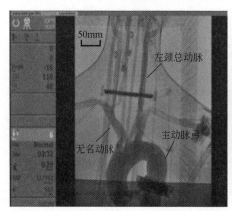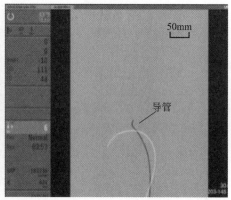

(a)主动脉弓造影图像　　　　　　　　　(b)X射线下导管图像

图 7.17　DSA 影像

7.7.4　手术室 DSA 影像下人机协作手术评价实验结果

所设定的手术任务为以主动脉弓过弓后位置为起始点，首先需要将导管回撤

---

❶　医用术语，脚踩按钮，打开 DSA 造影机 X 射线开关。

至左锁骨下动脉岔口处，然后通过推、拉、扭转动作将导管头端调整至合适位置，最后将导管头端推送至左锁骨下动脉内，此过程为颅内造影手术中的典型手术任务。导管头端由股动脉运动至过弓后位置的阶段，由从端机器人完全在医生的控制下完成。本小节结合手术操作过程中导管在血管内的运动图像，对人机协作手术操作过程进行分析。

如图 7.18 所示，在基于主从动态映射模型的人机共享控制下的人机协作导管手术操作过程，在每一时刻，导管头端路径实时规划算法基于对手术状态图像中的特征和历史观测轨迹点的时空序列特征进行识别，对导管头端未来手术路径进行规划。由图可知，所规划的手术路径基本满足手术规则，可以体现对手术操作的引导。

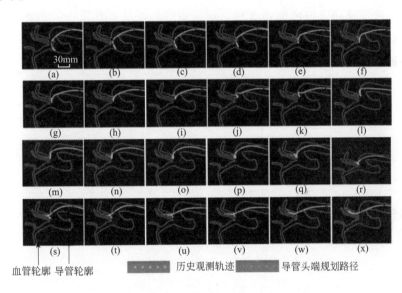

图 7.18　人机协作手术导管操作过程（见书后彩插）

图 7.19 所示为机器人自主手术动作决策判别结果，图中（a-f）段曲线对应图 7.18(a)～(f)，此过程中，操作者将导管头端从过弓后位置回撤至左锁骨下动脉入口处，机器人自主动作决策正确率较高，人机信任度在初始阶段快速上升，当上升至人机信任度上边界附近时，上升趋势逐渐变得缓慢，直至达到最大值 1 后便维持在最高水平，如图 7.20 所示。此阶段导管操作力状态未发生异常，如图 7.21 所示。如图 7.22 所示，主从动态映射系数由初始值 1 快速上升至最大值 1.5 后便维持在最高水平，对应地由图 7.23 可见，在操作者较小的动作幅度下，从端机器人完成了相对较大的动作幅度，手术效率提高，导管头端在图 7.18 (f) 中到达左锁骨下动脉入口处。(j-r) 段曲线对应图 7.18(j)～(r) 段手术操作，

此过程中，由于手术状态图像中血管轮廓信息较为复杂，手术难度较高，导管手术动作预测正确率降低，系统做出快速响应，人机信任度在－1附近，如图7.23所示，在医生的推、拉和扭转操作下，导管头端最终进入左锁骨下动脉入口。此过程中，主从动态映射系数维持在较低水平，通过较小从端机器人操作幅度，实现精细化操作，提高手术精度和安全性。（s-x）段曲线对应图7.18(s)～(x)段手术操作，此时导管头端已进入到左锁骨下动脉入口，手术状态信息变得相对简单，此时导管手术动作规划精度和人机信任度再次上升，导管操作力状态未发生异常，主从动态映射系数迅速上升至1.5附近，从端机器人放大操作者手术动作幅度，提高手术效率，最终在18s时，导管头端到达左锁骨下动脉目标位置。

　　DSA影像下的实验结果表明，通过导管头端路径实时规划算法和导管手术动作自主决策算法中的图像预处理，结合不同的图像处理算法，与预处理后的DSA影像也可以作为网络输入，实现导管手术动作自主决策，并基于人机共享控制算法，最终实现不同手术状态下的精细化、高效率手术操作。

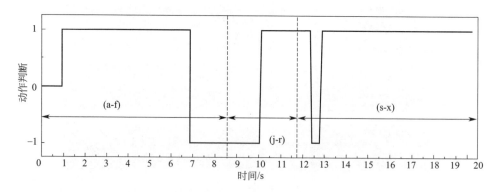

图7.19　手术动作决策判别

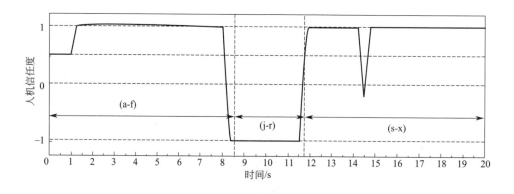

图7.20　人机信任度变化曲线

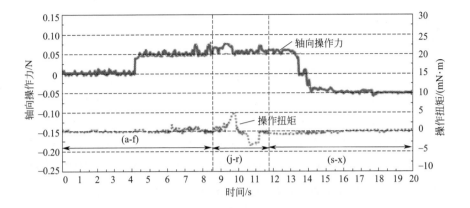

图 7.21　导管轴向操作力和操作扭矩

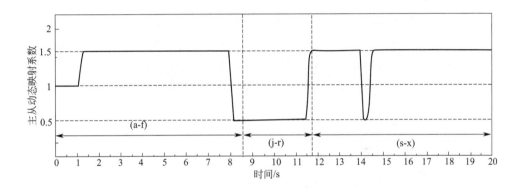

图 7.22　主从动态映射系数

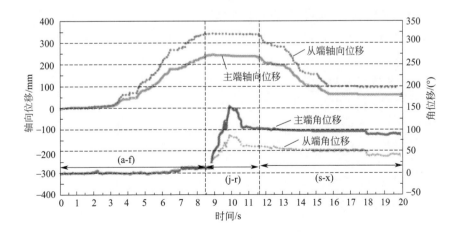

图 7.23　主端控制器与从端机器人运动位移对比

7.8 本章小结 ▶▶

本章针对血管介入手术机器人人机协作的第四个关键问题——血管介入手术机器人人机协作机制进行了研究。首先，在导管头端手术路径实时规划算法和被动柔顺导管手术动作自主决策算法的基础上，建立了一种基于人机信任度的机器人主从动态映射模型，同时建立了一种基于导管操作力状态识别的机器人系统主从动态映射模型；接着，将二者结合，提出了一种人机共享控制策略，其以不改变医生手术动作决策类别为前提，通过动态调节不同手术状态下的主从动态映射系数适应不同的手术状态；进一步地，以颅内血管造影手术为例，建立了一种面对较为完整的手术任务的人机协作手术策略。

本章还对所提出的人机协作手术策略进行了实验评价。首先，采用测试血管模型，在实验室条件下搭建CCD相机影像下的实验平台，针对主动脉弓上行血管支路选择的人机协作实验结果表明，基于机器人自主动作决策和导管操作力状态识别的人机共享控制算法，可以通过动态调节主从动态映射系数，针对简单和复杂手术状态，分别减小和增大从端机器人与操作者动作幅度比例，提高手术操作精细化程度和操作效率。

然后，采用EVE人体血管模型，搭建了手术室DSA影像下的模拟手术实验平台，对主动脉弓上行血管选择手术任务的人机协作实验结果表明，通过导管头端手术路径实时规划和导管手术动作自主决策算法中图像预处理环节，预处理后的DSA手术状态图像可以作为神经网络的输入，进行导管头端手术路径实时规划和手术动作自主决策；基于机器人自主动作决策判别和导管操作力状态识别的人机共享控制算法，在EVE人体血管模型中，可以有效地实现从端机器人与操作者手术动作幅度比例的动态调节，实现对应不同手术状态的精细化、高效率操作。

CCD相机影像下和DSA影像下的实验结果均表明，在人机协作模式下，结合医生对高层级手术任务的认知能力和机器人对低层级手术任务的自主决策能力，可以在保障手术安全性的前提下，提高手术操作的精细化程度和手术效率。

参考文献

［1］　倪自强,王田苗,刘达. 医疗机器人技术发展综述［J］. 机械工程学报,2015(13):45-52.

［2］　Beasley R A. Medical robots:Current systems and research directions［J］. Journal of Robotics,2012,2012:1-14.

［3］　楼逸博. 医疗机器人的技术发展与研究综述［J］. 中国战略新兴产业,2017(12X):135-136.

［4］　李景龙. 智能服务机器人在医疗方面的应用研究［J］. 企业技术开发,2018,37(07):4-7.

［5］　尹军,刘相花,唐海英,等. 手术机器人的研究进展及其在临床中的应用［J］. 医疗卫生装备,2017,38(11):97-100.

［6］　嵇武,胡新勇,黎介寿. 手术机器人的应用进展与前景展望［J］. 医学研究生学报,2010,23(9):994-998.

［7］　Kwoh Y S,Hou J,Jonckheere E A,et al. A robot with improved absolute positioning accuracy for CT guided stereotactic brain surgery［J］. IEEE Transactions on Biomedical Engineering,1988,35(2):153-160.

［8］　Yuen S G,Perrin D P,Vasilyev N V,et al. Force tracking with feed-forward motion estimation for beating heart surgery［J］. IEEE Transactions on Robotics,2010,26(5):888-896.

［9］　Tian Y,Xu L,Liu J,et al. Research on motion signal capture accuracy of master manipulator for vascular interventional robot［J］. Journal of Advanced Mechanical Design,Systems,and Manufacturing,2018,12(1):M30.

［10］　Zanotto D,Rosati G,Spagnol S,et al. Effects of complementary auditory feedback in robot-assisted lower extremity motor adaptation［J］. IEEE Transactions on Neural Systems and Rehabilitation Engineering,2013,21(5):775-786.

［11］　Yasar M S,Evans D,Alemzadeh H. Context-aware Monitoring in Robotic Surgery［M］. arXiv:1901.09802v1［cs. RO］,2019.

［12］　Nakawala H,Ferrigno G,Elena D M. Toward a knowledge-driven context-aware system for surgical assistance［J］. Journal of Medical Robotics Research,2017,02(03):1740007.

［13］　Yin X,Guo S,Xiao N,et al. Safety operation consciousness realization of a MR fluids-based novel haptic interface for teleoperated catheter minimally invasive neurosurgery［J］. IEEE/ASME Transactions on Mechatronics,2016,21(2):1043-1054.

［14］　Zhao Y,Guo S,Xiao N,et al. Operating force information on-line acquisition of a novel slave manipulator for vascular interventional surgery［J］. Biomedical Microdevices,2018,20:33.

［15］　Wu K,Zhu G,Liao W,et al. Safety-enhanced model-free visual servoing for continuum tubular robots through singularity avoidance in confined environments［J］. IEEE Access,2019,7:21539-21558.

［16］　Kristensen S E,Mosgaard B J,Rosendahl M,et al. Robot-assisted surgery in gynecological oncology:Current status and controversies on patient benefits,cost and surgeon conditions-a systematic review［J］. Acta Obstetricia Et Gynecologica Scandinavica,2017,96(3):274-285.

［17］ Kassahun Y,Yu B,Tibebu A T,et al. Surgical robotics beyond enhanced dexterity instrumentation：A survey of machine learning techniques and their role in intelligent and autonomous surgical actions ［J］. International Journal of Computer Assisted Radiology and Surgery,2016,11(4)：553-568.

［18］ Luecke G R,Chai Y H. Haptic interaction using a PUMA560 and the ISU force reflecting exoskeleton system ［C］. IEEE Proceedings of International Conference on Robotics and Automation,Albuquerque,NM,USA,1997：106-111.

［19］ MeiS Q,Harris J,Arambula F,et al. PROBOT-A computer integrated prostatectomy system ［C］. International Conference on Visualization in Biomedical Computing,Berlin,Heidelberg,Germany,1996：581-590.

［20］ Poissonnier L,Chapelon J Y,Rouvière O,et al. Control of prostate cancer by transrectal HIFU in 227 patients ［J］. European Urology,2007,51(2)：381-387.

［21］ Jacobs L K,Shayani V,Sackier J M. Determination of the learning curve of the AESOP robot ［J］. Surgical Endoscopy,1997,11(1)：54-55.

［22］ Lorincz A,Knight C G,Kant A J,et al. Totally minimally invasive robot-assisted unstented pyeloplasty using the Zeus Microwrist Surgical System：An animal study ［J］. Journal of Pediatric Surgery,2005,40(2)：418-422.

［23］ Hagio K,Sugano N,Takashina M,et al. Effectiveness of the ROBODOC system in preventing intraoperative pulmonary embolism ［J］. Acta Orthop Scand,2003,74(3)：264-269.

［24］ Sergio M M,Mercedes R J M. Efficacy of the Da Vinci surgical system in abdominal surgery compared with that of laparoscopy：A systematic review and meta-analysis ［J］. Annals of Surgery,2010,252(2)：254-262.

［25］ Jacques V D,Axel E R J. Computer-assisted colonoscopy（the NeoGuide System）：Results of the first human clinical trial ［J］. Gastrointestinal Endoscopy,2006,63(5)：B100.

［26］ Antonio D R,Gaetano F,Michela C,et al. Simultaneous assessment of contact pressure and local electrical coupling index using robotic navigation ［J］. Journal of Interventional Cardiac Electrophy siology,2014,40(1)：23-31.

［27］ Robotics Auris Surgical. Transforming medical intervention ［EB/OL］. https：//www. aurishealth. com,2007.

［28］ Hagn U,Konietschke R,Tobergte A,et al. DLR MiroSurge：A versatile system for research in endoscopic telesurgery ［J］. International Journal of Computer Assisted Radiology and Surgery,2010,5(2)：183-193.

［29］ Rosen J,Hannaford B S M. Surgical Robotics ［M］. Springerscience Businessmedia,2016：262-272.

［30］ Gueli S,Rossitto C,Cianci S,et al. The Senhance™ surgical robotic system（"Senhance"）for total hysterectomy in obese patients：A pilot study ［J］. Journal of Robotic Surgery,2018, 12 (2)：229-234.

［31］ 李重武,黄佳,李剑涛,等. 连续 1000 例机器人辅助胸腔镜肺部手术回顾性分析 ［J］. 中国胸心血管外科临床杂志,2019,26(1)：42-47.

［32］ 王伟,王伟东,闫志远,等. 腹腔镜外科手术机器人发展概况综述 ［J］. 中国医疗设备,2014,29(08)：5-10.

［33］ 孔康,王树新,张淮锋,等. 紧凑型微创手术机器人的设计与实现 ［J］. 天津大学学报(自然科学与

工程技术版),2017,50(11):1131-1139.

［34］ 王雪生.微创手术机器人主操作手机构设计与评价研究［D］.天津:天津大学,2014.

［35］ 刘雍容,刘娇艳.国产机器人在我院首次应用的手术配合体会［J］.转化医学电子杂志,2016,3
(02):64-65.

［36］ 北京天智航医疗科技股份公司.“天玑”骨科手术机器人［EB/OL］.http://cn.tinavi.com/in-
dex.php? m=content&c=index&a=lists&catid=13,2019.

［37］ 中国机器人网.我国手术机器人技术获重大突破［EB/OL］.https://robot.ofweek.com/2018-
07/ART-8321203-8140-30247400.html,2019.

［38］ Zhao Z J,Liu Y C. A New Computer Assisted Orthopaedic Surgery System:WATO［J］.中国生物
医学工程学报:英文版,2013(4):139-147.

［39］ 马丽媛,吴亚哲,王文,等.《中国心血管病报告 2017》要点解读［J］.中国心血管杂志,2018(01):
3-6.

［40］ 马廉亭,杨铭.脑脊髓血管病血管内治疗学［M］.2 版.北京:科学出版社,2010.

［41］ 刘新峰.脑血管病介入治疗学［M］.北京:人民卫生出版社,2006.

［42］ 凌峰,李铁林.介入神经放射影像学［M］.北京:人民卫生出版社,1998.

［43］ 大渝健康.神经内科专家正在为患者进行脑血管介入手术［EB/OL］.http://cq.qq.com/a/
20180417/029232.htm,2018.

［44］ 李盛林,沈杰,言勇华,等.介入式手术机器人进展［J］.中国医疗器械杂志,2013(02):119-122.

［45］ 陈大国,沈杰,言勇华.机器人辅助导管插入系统技术进展［J］.中国医疗器械杂志,2010(01):
35-38.

［46］ Rafii H,Payne C J,Yang G Z. Current and emerging robot-assisted endovascular catheterization
technologies:A review［J］.Annals of Biomedical Engineering,2014,42(4):697-715.

［47］ Wang Y,Guo S X,Gao B F. Vascular elastcity determined mass-spring model for virtual reality
simulators［J］.International Journal of Mechatronics and Automation,2015,5(1):1-10.

［48］ Guo J,Guo S X,Tamiya T,et al. A virtual reality-based method of decreasing transmission time of
visual feedback for a tele-operative robotic catheter operating system［J］.The International Journal
of Medical Robotics and Computer Assisted Surgery,2015,12(1):32-45.

［49］ Yin X C,Guo S X,Hirata H,et al. Design and experimental evaluation of a Teleoperated haptic ro-
bot-assisted catheter operating system［J］.Journal of Intelligent Material Systems and Structures,
2014,27(1):3-16.

［50］ Xiao N,Shi L W,Gao B F,et al. Clamping force evaluation for a robotic catheter navigation system
［J］.Neuroscience and Biomedical Engineering,2013,1(2):141-145.

［51］ Ma X,Guo S X,Xiao N,et al. Evaluating performance of a novel developed robotic catheter manipu-
lating system［J］.Journal of Micro-Bio Robotics (JMBR),2013,8(3-4):133-143.

［52］ Xiao N,Guo J,Guo S X,et al. A robotic catheter system with real-time force feedback and monitor
［J］.Journal of Australasian Physical and Engineering Sciences in Medicine,2012,35(3):283-289.

［53］ Guo J,Guo S X,Xiao N,et al. Virtual reality simulators based on a novel robotic catheter operating
system for training in minimally invasive surgery［J］.Journal of Robotics and Mechatronics,2012,
24(4):649-655.

[54] Ma X,Guo S X,Xiao N,et al. Development of a novel robotic catheter manipulating system with fuzzy PID control [J]. International Journal of Intelligent Mechatronics and Robotics (IJIMR), 2012,2(2):58-77.

[55] Xiao N,Guo S X. Modelling and control of a kind of parallel mechanism driven by piezoelectric actuators [J]. International Journal of Robotics and Automation,2012,27(2):206-216.

[56] Guo J,Guo S X,Xiao N,et al. A novel robotic catheter system with force and visual feedback for vascular interventional surgery [J]. International Journal of Mechatronics and Automation,2012,2(1):15-24.

[57] Fu Y L,Gao A Z,Liu H,et al. The master-slave catheterisation system for positioning the steerable catheter [J]. Int. J. of Mechatronics and Automation,2012,1(3/4):143-152.

[58] Schiemann M,Killmann R,Kleen M,et al. Vascular guide wire navigation with a magnetic guidance system:Experimental results in a phantom [J]. Radiology,2004,232(2):475-481.

[59] Smilowitz N,Weisz G. Robotic-assisted angioplasty:Current status and future possibilities [J]. Current Cardiology Reports,2012,14(5):642-646.

[60] Weisz G,Metzger D C,Caputo R P,et al. Safety and feasibility of robotic percutaneous coronary intervention [J]. Journal of the American College of Cardiology,2013,61(15):1596-1600.

[61] Granada J F,Delgado J A,Uribe M P,et al. First-in-human evaluation of a novel robotic-assisted coronary angioplasty system [J]. JACC:Cardiovascular Interventions,2011,4(4):460-465.

[62] Carrozza J P. Robotic-assisted percutaneous coronary intervention filling an unmet need [J]. Journal of Cardiovascular Translational Research,2012,5(1):62-66.

[63] Lo N,Gutierrez J A,Swaminathan R V. Robotic-assisted percutaneous coronary intervention [J]. Current Treatment Options in Cardiovascular Medicine,2018,20(2):14-23.

[64] Saliba W,Cummings J E,Oh S,et al. Novel robotic catheter remote control system:Feasibility and safety of transseptal puncture and endocardial catheter navigation [J]. Journal of Cardiovascular Electrophysiology,2006,17(10):1102-1105.

[65] Di B L,Wang Y,Horton R,et al. Ablation of atrial fibrillation utilizing robotic catheter navigation in comparison to manual navigation and ablation:Single-center experience [J]. Journal of Cardiovascular Electrophysiology,2010,20(12):1328-1335.

[66] Saliba W,Reddy V Y,Wazni O,et al. Atrial fibrillation ablation using a robotic catheter remote control system:Initial human experience and long-term follow-up results [J]. Journal of the American College of Cardiology,2008,51(25):2407-2411.

[67] Kanagaratnam P,Koa-Wing M,Wallace D T,et al. Experience of robotic catheter ablation in humans using a novel remotely steerable catheter sheath [J]. Journal of Interventional Cardiac Electrophysiology,2008,21(1):19-26.

[68] Riga C V,Bicknell C D,Rolls A,et al. Robot-assisted fenestrated endovascular aneurysm repair (FEVAR) using the Magellan System [J]. Journal of Vascular and Interventional Radiology,2013,24(2):191-196.

[69] Bismuth J,Kashef E,Cheshire N,et al. Feasibility and safety of remote endovascular catheter navigation in a porcine model [J]. Journal of Endovascular Therapy,2011,18(2):243-249.

[70] Khan E M, Frumkin W, Ng G A, et al. First experience with a novel robotic remote catheter system: Amigo™ mapping trial [J]. Journal of Interventional Cardiac Electrophysiology, 2013, 37 (2): 121-129.

[71] Catheter Robotics, Inc. Amigo in clinical use [EB/OL]. https://www. catheterprecision. com/products/amigo/.

[72] Ernst S, Ouyang F, Linder C, et al. Initial experience with remote catheter ablation using a novel magnetic navigation system: Magnetic remote catheter ablation [J]. Circulation, 2004, 13 (6): 51-52.

[73] Iyengar S, Gray W A. Use of magnetic guidewire navigation in the treatment of lower extremity peripheral vascular disease: Report of the first human clinical experience [J]. Catheterization and Cardiovascular Interventions, 2009, 73(6): 739-744.

[74] Ramcharitar S, Patterson M S, Van Geuns R J, et al. Technology insight: Magnetic navigation in coronary interventions [J]. Nature Clinical Practice Cardiovascular Medicine, 2008, 5(3): 148-156.

[75] Gang E S, Nguyen B L, Shachar Y, et al. Dynamically shaped magnetic fields initial animal validation of a new remote electrophysiology catheter guidance and control system [J]. Circ Arrhythm Electrophysiol, 2011, 4(5): 770-777.

[76] Guo S, Fukuda T, Kosuge K, et al. Micro catheter system with active guide wire [C]. IEEE International Conference on Robotics and Automation (ICRA), Nagoya, Japan, 1995: 79-84.

[77] Tanimoto M, Arai F, Fukuda T, et al. Micro force sensor for intravascular neurosurgery [C]. IEEE International Conference on Robotics and Automation (ICRA), Albuquerque, NM, USA, 1997: 1561-1566.

[78] Arai F, Fujimura R, Fukuda T, et al. New catheter driving method using linear stepping mechanism for intravascular neurosurgery [C]. IEEE International Conference on Robotics and Automation (ICRA), Washington D. C., USA, 2002: 2944-2949.

[79] Tercero C, Ikeda S, Uchiyama T, et al. Autonomous catheter insertion system using magnetic motion capture sensor for endovascular surgery [J]. International Journal of Medical Robotics and Computer Assisted Surgery, 2010, 3(1): 52-58.

[80] Thakur Y, Bax J S, Holdsworth D W, et al. Design and performance evaluation of a remote catheter navigation system [J]. IEEE Transactions on Biomedical Engineering, 2009, 56(7): 1901-1908.

[81] Thakur Y, Cakiroglu J H, Holdsworth D W, et al. A device for real-time measurement of catheter-motion and input to a catheter navigation system [C]. Medical Imaging 2007: Visualization and Image-Guided Procedures, San Diego, CA, 2007: 65090-65098.

[82] Tavallaei M A, Thakur Y, Haider S, et al. A magnetic-resonance-imaging-compatible remote catheter navigation system [J]. IEEE Transactions on Biomedical Engineering, 2013, 60(4): 899-905.

[83] Tavallaei M A, Gelman D, Lavdas M K, et al. Design, development and evaluation of a compact tele robotic catheter navigation system [J]. International Journal of Medical Robotics & Computer Assisted Surgery, 2016, 12(3): 442-452.

[84] Gelman D, Skanes A, Tavallaei M, et al. Design and evaluation of a catheter contact-force controller for cardiac ablation therapy [J]. IEEE Transactions on Biomedical Engineering, 2016, 63(11): 2301-

2307.

[85]   Park J W,Choi J,Pak H N,et al. Development of a force-reflecting robotic platform for cardiac catheter navigation [J]. Artificial Organs,2010,34(11):1034-1039.

[86]   Park J W, Choi J, Park Y, et al. Haptic virtual fixture for robotic cardiac catheter navigation [J]. Artificial Organs,2011,35(11):1127-1131.

[87]   Zakaria N A C,Komeda T,Low C Y,et al. Development of foolproof catheter guide system based on mechatronic design [J]. Production Engineering,2013,7(1):81-90.

[88]   Beyar R,Wenderow T,Lindner D,et al. Concept,design and pre-clinical studies for remote control percutaneous coronary interventions [J]. EuroIntervention,2005,1(3):340-345.

[89]   Beyar R,Gruberg L,Deleanu D,et al. Remote-control percutaneous coronary interventions:concept, validation,and first-in-humans pilot clinical trial [J]. Journal of the American College of Cardiology,2006,47(2):296-300.

[90]   Cercenelli L,Marcelli E,Plicchi G. Initial experience with a telerobotic system to remotely navigate and automatically reposition standard steerable EP catheters [J]. ASAIO Journal,2007,53(5):523-529.

[91]   Marcelli E,Cercenelli L,Plicchi G. A novel telerobotic system to remotely navigate standard electro-physiology catheters [C]. Computers in Cardiology (CIC),Bologna,Italy,2008:137-140.

[92]   Cha H J,Yi B J. Design concept of a micro robot delivery system [C]. International Conference on Ubiquitous Robots and Ambient Intelligence (URAI),Goyang,Korea,2015:516-517.

[93]   Cha H J,Yoon H S,Jung K Y,et al. A robotic system for percutaneous coronary intervention equipped with a steerable catheter and force feedback function [C]. IEEE/RSJ International Conference on Intelligent Robots & Systems (IROS),Daejeon,Korea,2016:1151-1156.

[94]   Cha H J,Yi B J,Won J Y. An assembly-type master-slave catheter and guidewire driving system for vascular intervention [J]. Journal of Engineering in Medicine,2017,231(1):69-79.

[95]   Guo S,Fukuda T,Kosuge K,et al. Micro catheter system with active guide wire-structure,experimental results and characteristic evaluation of active guide wire catheter using ICPF actuator [C]. IEEE International Symposium on Micro Machine & Human Science,1994:191-197.

[96]   Guo S,Fukuda T,Arai F,et al. Micro active guide wire catheter system [C]. IEEE International Conference on Intelligent Robots and Systems (IROS),Shanghai,China,1995:517-521.

[97]   Wang J,Guo S,Kondo H,et al. A novel catheter operating system with force feedback for medical applications [J]. International Journal of Information Acquisition,2008,5(1):83-92.

[98]   Guo J,Xiao N,Guo S,et al. Development of a force information monitoring method for a novel catheter operating system [J]. Information,2010,13(6):1999-2009.

[99]   Zhang L,Guo S,Yu H,et al. Design and performance evaluation of collision protection-based safety operation for a haptic robot-assisted catheter operating system [J]. Biomedical Microdevices,2018, 20(2):20-32.

[100]   Yu S,Guo S,Yin X,et al. Performance evaluation of a robot-assisted catheter operating system with haptic feedback [J]. Biomedical Microdevices,2018,20(2):50-66.

[101]   Guo J,Guo S,Tamiya T,et al. Design and performance evaluation of a master controller for endo-

vascular catheterization [J]. International Journal of Computer Assisted Radiology and Surgery, 2015,11(1):1-13.

[102] Wang Y, Guo S, Tamiya T, et al. Ablood vessel deformation model based virtual-reality simulator for the robotic catheter operating system [J]. Neuroscience and Biomedical Engineering, 2014, 2: 126-131.

[103] Wang Y, Guo S, Tamiya T, et al. A virtual-reality simulator and force sensation combined catheter operation training system and its preliminary evaluation [J]. International Journal of Medical Robotics and Computer Assisted Surgery, 2017, 13(3):1-11.

[104] Sankaran N K, Chembrammel P, Siddiqui A, et al. Design and development of surgeon augmented endovascular robotic system [J]. IEEE Transactions on Biomedical Engineering, 2018, DOI: 10. 1109/TBME. 2018. 2800639.

[105] Moon Y, Hu Z, Won J, et al. Novel design of master manipulator for robotic catheter system [J]. International Journal of Control, Automation and Systems, 2018, DOI:10. 1007/s12555-018-0089-7.

[106] Yuen S G, Kettler D T, Novotny P M, et al. Robotic motion compensation for beating heart intracardiac surgery [J]. International Journal of Robotics Research, 2009, 28(10):1355-1372.

[107] Kesner S B, Howe R D. Design and control of motion compensation cardiac catheters [C]. IEEE International Conference on Robotics and Automation (ICRA), Anchorage, AK, USA, 2010: 1059-1065.

[108] Kesner S B, Howe R D. Position control of motion compensation cardiac catheters [J]. IEEE Transactions on Robotics, 2011, 27(6):1045-1055.

[109] Kesner S B, Howe R D. Force control of flexible catheter robots for beating heart surgery [C]. IEEE International Conference on Robotics and Automation (ICRA), Shanghai, China, 2011:1589-1594.

[110] Payne C J, Rafiitari H, Yang G Z. A force feedback system for endovascular catheterization [C]. IEEE/RSJ International Conference on Intelligent Robots and Systems (IROS), Vilamoura, Portugal, 2012: 1298-1304.

[111] Rafii-Tari H, Payne C J, Liu J, et al. Towards automated surgical skill evaluation of endovascular catheterization tasks based on force and motion signatures [C]. IEEE International Conference on Robotics and Automation (ICRA), Seattle, WA, USA, 2015:1789-1794.

[112] Rafii-Tari H, Payne C J, Bicknell C, et al. Objective assessment of endovascular navigation skills with force sensing [J]. Annals of Biomedical Engineering, 2017, 45(5):1315-1327.

[113] Chi W, Liu J, Rafii-Tari H, et al. Learning-based endovascular navigation through the use of non-rigid registration for collaborative robotic catheterization [J]. International Journal of Computer Assisted Radiology and Surgery, 2018, 13(6):855-864.

[114] Singh H, Modi H N, Ranjan S, et al. Robotic surgery improves technical performance and enhances prefrontal activation during high temporal demand [J]. Annals of Biomedical Engineering, 2018, 46(10):1621-1636.

[115] Srimathveeravalli G, Kesavadas T, Li X. Design and fabrication of a robotic mechanism for remote steering and positioning of interventional devices [J]. International Journal of Medical Robotics

and Computer Assisted Surgery,2010,6(2):160-170.

[116] Jayender J,Patel R V,Nikumb S. Robot-assisted catheter insertion using hybrid impedance control [C]. IEEE International Conference on Robotics and Automation (ICRA),Orlando,FL,USA, 2006:607-612.

[117] Jayender J,Azizian M,Patel R V. Autonomous image-guided robot-assisted active catheter insertion [J]. IEEE Transactions on Robotics,2008,24(4):858-871.

[118] Jayender J,Patel R V,Nikumb S. Robot-assisted active catheter insertion:Algorithms and experiments [J]. The International Journal of Robotics Research,2009,28(9):1101-1117.

[119] Jayaraman S,Trejos A L,Naish M D,et al. Toward construct validity for a novel sensorized instrument-based minimally invasive surgery simulation system [J]. Surgical Endoscopy,2011,25(5): 1439-1445.

[120] Bechet F,Ogawa K,Sariyildiz E,et al. Electro-hydraulic transmission system for minimally invasive robotics [J]. IEEE Transactions on Industrial Electronics,2015,62(12):7643-7654.

[121] 李显凌. 用于微创介入手术的导管导向机器人研究 [D]. 哈尔滨:哈尔滨工业大学,2009.

[122] 刘浩. 导管机器人系统的建立及其关键技术的研究 [D]. 哈尔滨:哈尔滨工业大学,2010.

[123] 王树国,刘浩,付宜利,等. 基于大挠度理论的微创介入手术主动导管研究 [J]. 生物医学工程学杂志,2008,25(2):393-397.

[124] Fu Y,Liu H,Wang S,et al. Skeleton-based active catheter navigation [J]. International Journal of Medical Robotics and Computer Assisted Surgery,2009,5(2):125-135.

[125] 高安柱. 导管机器人系统的主从控制研究 [D]. 哈尔滨:哈尔滨工业大学,2011.

[126] 付宜利,高安柱,刘浩,等. 导管机器人系统的主从介入 [J]. 机器人,2011,33(5):579-584.

[127] Fu Y,Gao A,Liu H,et al. Development of a novel robotic catheter system for endovascular minimally invasive surgery [C]. IEEE/ICME International Conference on Complex Medical Engineering (ICCME),Harbin,China,2011:400-405.

[128] 付宜利,李凯,王树国,等. 微创介入手术导管自动介入方法的研究 [J]. 高技术通讯,2012,22 (11):1182-1188.

[129] 李在娟,付宜利,高文朋. 基于路径的血管介入手术电磁跟踪的配准算法 [J]. 华中科技大学学报(自然科学版),2013,41(s1):316-319.

[130] Bian G,Xie X,Feng Z,et al. An enhanced dual-finger robotic hand for catheter manipulating in vascular intervention:A preliminary study [C]. IEEE International Conference on Information & Automation (ICIA),Yinchuan,China,2013:356-361.

[131] Feng Z,Bian G,Xie X,et al. Design and evaluation of a bio-inspired robotic hand for percutaneous coronary intervention [C]. IEEE International Conference on Robotics and Automation (ICRA), Seattle,WA,USA,2015:5338-5343.

[132] 奉振球,侯增广,边桂彬,等. 微创血管介入手术机器人的主从交互控制方法与实现 [J]. 自动化学报,2016,42(5):696-705.

[133] Ji C,Hou Z,Xie X. An image-based guidewire navigation method for robot-assisted intravascular interventions [C]. Annual International Conference of the IEEE Engineering in Medicine and Biology Society (IEMBS),Boston,MA,USA,2011:6680-6685.

[134] Cheng X,Song Q,Xie X,et al. A fast and stable guidewire model for minimally invasive vascular surgery based on Lagrange multipliers [C]. Seventh International Conference on Information Science & Technology,Da Nang,Vietnam,2017:109-114.

[135] Cheng X,Xie X,Bian G,et al. A simulator with an elastic guidewire and vascular system for minimally invasive vascular surgery [J]. Science China (Information Sciences),2018,61(10):250-252.

[136] Da L,Liu D. Accuracy experimental study of the vascular interventional surgical robot propulsive mechanism [C]. IEEE/ICME International Conference on Complex Medical Engineering (ICCME),Harbin,China,2011:412-416.

[137] Meng C,Zhang J,Liu D,et al. A remote-controlled vascular interventional robot:System structure and image guidance [J]. The International Journal of Medical Robotics and Computer Assisted Surgery,2013,9(2):230-239.

[138] Wang T,Zhang D,Da L. Remote-controlled vascular interventional surgery robot [J]. The International Journal of Medical Robotics and Computer Assisted Surgery,2010,6(2):194-201.

[139] 罗彪,曹彤,和丽,等. 血管介入手术机器人推进机构设计及精度研究 [J]. 高技术通讯,2010,20(12):1281-1285.

[140] 曹彤,王栋,刘达,等. 主从式遥操作血管介入机器人 [J]. 东北大学学报（自然科学版）,2014,35(4):569-573.

[141] Omisore O,Han S,Ren L,et al. Towards characterization and adaptive compensation of backlash in a novel robotic catheter system for cardiovascular interventions [J]. IEEE Transactions on Biomedical Circuits and Systems,2018,124(4):834-838.

[142] Omisore O,Han S,Ren L,et al. A Fuzzy-PD model for master-slave tracking in teleoperated robotic surgery [C]. IEEE Biomedical Circuits and Systems Conference (BioCAS),Shanghai,China,2017:70-73.

[143] Wang K,Chen B,Lu Q,et al. Design and performance evaluation of real-time endovascular interventional surgical robotic system with high accuracy [J]. International Journal of Medical Robotics and Computer Assisted Surgery,2018,DOI:10.1002/rcs.1915.

[144] Wang K,Lu Q,Chen B,et al. Endovascular intervention robot with multi-manipulators for surgical procedures:Dexterity,adaptability,and practicability [J]. Robotics and Computer-Integrated Manufacturing,2019,56:75-84.

[145] Li H,Liu W,Wang K,et al. A cable-pulley transmission mechanism for surgical robot with backdrivable capability [J]. Robotics and Computer-Integrated Manufacturing,2018,49:328-334.

[146] Wang K,Chen B,Xu X. Design and control method of surgical robot for vascular intervention operation [C]. IEEE International Conference on Robotics and Biomimetics (ROBIO),Qingdao,China,2017:254-259.

[147] He C,Wang S,Zuo S. A linear stepping endovascular intervention robot with variable stiffness and force sensing [J]. International Journal of Computer Assisted Radiology and Surgery,2018,13:671-672.

[148] Shen H,Wang C,Xie L,et al. A novel remote-controlled robotic system for cerebrovascular intervention [J]. International Journal of Medical Robotics and Computer Assisted Surgery,2018,

DOI:10.1002/rcs.1943.

[149] Shen H,Wang C,Xie L,et al. A novel robotic system for vascular intervention:Principles,performances,and applications [J]. International Journal of Computer Assisted Radiology and Surgery,2019,DOI:10.1007/s11548-018-01906-w.

[150] 张艳. 基于力反馈的虚拟手术器械的设计与研究 [D]. 上海:上海交通大学,2008.

[151] 李国杰. 基于虚拟现实技术的力觉交互设备的研究与构建 [D]. 上海:上海交通大学,2008.

[152] 张振峰. 微创外科手术机器人系统主操作手的研制 [D]. 上海:上海交通大学,2012.

[153] 许东. 主从微创手术机器人控制设计 [D]. 上海:上海交通大学,2013.

[154] 谢叻,神祥龙,吴朝丽,等. 具有力反馈的心血管介入虚拟手术模拟器的研发 [J]. 江西师范大学学报(自然科学版),2017,41(4):331-337.

[155] 杨雪. 心血管微创介入手术机器人系统研究 [D]. 秦皇岛:燕山大学,2014.

[156] 张稳. 血管介入手术机器人操作主手设计及主从控制研究 [D]. 秦皇岛:燕山大学,2015.

[157] Yang X,Wang H,Wang Q,et al. Force measurement method and analysis of guide wire in minimally invasive cardiovascular interventional surgery [J]. Journal of Chemical and Pharmaceutical Research, 2014,6(1):266-270.

[158] Wang H,Yang X,Yuan L,et al. A novel surgery robotic system used for minimally invasive [J]. International Journal of Innovative Computing,Information and Control,2014,10(2):617-629.

[159] Yang X,Wang H,Sun L,et al. Operation and force analysis of the guide wire in a minimally invasive vascular interventional surgery robot system [J]. Chinese Journal of Mechanical Engineering,2015,28(2):249-257.

[160] Wang X,Duan X,Huang Q,et al. Kinematics and trajectory planning of a supporting medical manipulator for vascular interventional surgery [C]. IEEE/ICME International Conference on Complex Medical Engineering (ICCME),Harbin,China,2011:406-411.

[161] Zhao H,Duan X,Yu H,et al. A new tele-operating vascular interventional robot for medical applications [C]. International Conference on Mechatronics and Automation (ICMA),Beijing,China,2011:1798-1803.

[162] Zhao H,Duan X. Design of a catheter operating system with active supporting arm for vascular interventional surgery [C]. Third International Conference on Intelligent Human-machine Systems and Cybernetics,Hangzhou,China,2011:169-172.

[163] 段星光,陈悦,于华涛. 微创血管介入手术机器人控制系统与零位定位装置设计 [J]. 机器人,2012,34(2):129-136.

[164] Zhao H,Duan X,Qiang H,et al. Mechanical design and control system of vascular interventional robot [C]. IEEE/ICME International Conference on Complex Medical Engineering (ICCME),Harbin,China,2011:357-362.

[165] Wang X,Duan X,Qiang H,et al. Structure design and master-slave control system of a vascular interventional robot [C]. IEEE International Conference on Robotics and Biomimetics (ROBIO),Phuket,Thailand,2011:252-257.

[166] Lee K,Fu K,Guo Z, et al. MR safe robotic manipulator for MRI-guided intracardiac catheterization

[J]. IEEE/ASME Transactions on Mechatronics,2018,23(2):586-595.

[167] Guo J,Jin X,Guo S. Study of the operational safety of a vascular interventional surgical robotic system [J]. Micromachines,2018. DOI:10. 3390/mi9030119.

[168] Guo J,Guo S,Yu Y. Design and characteristics evaluation of a novel teleoperated robotic catheterization system with force feedback for vascular interventional surgery [J]. Biomedical Microdevices,2016,18(5):76-82.

[169] Guo J,Guo S. Design and characteristics evaluation of a novel VR-based robot-assisted catheterization training system with force feedback for vascular interventional surgery [J]. Microsystem Technologies,2017,23(8):3107-3116.

[170] Guo J,Guo S,Shao L,et al. Design and performance evaluation of a novel robotic catheter system for vascular interventional surgery [J]. Microsystem Technologies,2016,22(9):2167-2176.

[171] Guo J,Meng C,Guo S. A novel bilateral control strategy for master-slave vascular interventional robots [C]. IEEE International Conference on Robotics and Biomimetics (ROBIO),Kuala Lumpur,Malaysia,2018:1471-1476.

[172] Guo J,Jin X,Guo S,et al. Study on the tracking performance of the vascular interventional surgical robotic system based on the fuzzy-PID controller [C]. IEEE International Conference on Mechatronics and Automation (ICMA),Takamatsu,Japan,2017:29-34.

[173] Guo J,Yu Y,Guo S. Design and performance evaluation of a novel master manipulator for the robot-assist catheter system [C]. IEEE International Conference on Mechatronics and Automation (ICMA),Harbin,China,2016:937-942.

[174] 张超. 绳驱动介入手术导管机器人系统研究 [D]. 南京:南京航空航天大学,2017.

[175] 陈柏,张健,陈笋,等. 一种绳驱动主动介入导管研究 [J]. 仪器仪表学报,2012,33(11):2466-2472.

[176] 唐勇,梁亮,陈柏,等. 一种新型血管机器人的研究 [J]. 中国机械工程,2011,22(17):2113-2117.

[177] 冯安洋,陈笋,陈柏,等. 血管介入手术中的柔性虚拟力触觉系统研究 [J]. 南京信息工程大学学报(自然科学版),2014,6(6):520-524.

[178] Zhang P,Yu S,Hu Y,et al. Design of a novel master-slave robotic system for minimally intravascular invasive surgery [C]. IEEE International Conference on Mechatronics and Automation (ICMA),Beijing,China,2011:259-264.

[179] Bekey G A. On autonomous robots [J]. The Knowledge Engineering Review,1998,13(2):143-146.

[180] Yip M,Das N. Robot Autonomy for Surgery [M]. Singapore:World Scientific,2017.

[181] Manzey D,Strauss G,Trantakis C,et al. Automation in surgery:A systematic approach [J]. Surgical Technology International,2009,18:37-45.

[182] Yang G,Cambias J,Cleary K,et al. Medical robotics regulatory,ethical,and legal considerations for increasing levels of autonomy [J]. Sci. Robot,2017,2:m8638.

[183] Rosenberg L B. Virtual fixtures:Perceptual tools for telerobotic manipulation [C]. Proceedings of IEEE Virtual Reality Annual International Symposium,Seattle,WA,USA,1993:76-82.

[184] Moustris G P, Hiridis S C, Deliparaschos K M, et al. Evolution of autonomous and semi-autonomous robotic surgical systems: A review of the literature [J] . Int J Med Robot, 2011, 7(4):375-392.

[185] Kang H, Wen J T. EndoBot: A robotic assistant in minimally invasive surgeries [C] . IEEE International Conference on Robotics and Automation, Seoul, Korea, 2001:2031-2036.

[186] Taylor R, Jensen P, Whitcomb L, et al. A steady-hand robotic system for microsurgical augmentation [J] . The International Journal of Robotics Research, 1999, 18(12):1201-1210.

[187] Kapoor A, Kumar R, Taylor R H. Simple Biomanipulation Tasks with a Steady Hand Cooperative Manipulator [M] . Heidelberg: Springer, 2003:141-148.

[188] Chow D L, Xu P, Tuna E, et al. Supervisory control of a DaVinci surgical robot [C] . 2017 IEEE/RSJ International Conference on Intelligent Robots and Systems, Vancouver, BC, Canada, 2017: 5043-5049.

[189] Abdelaziz M, Stramigioli S, Yang G, et al. Toward a versatile robotic platform for fluoroscopy and MRI-Guided endovascular interventions: A pre-clinical study [C] . IEEE/RSJ International Conference on Intelligent Robots and Systems (IROS), Macau, China, 2019:5411-5418.

[190] Camarillo D B, Krummel T M, Kenneth J, et al. Robotic technology in surgery past present and future [J] . The American Journal of Surgery, 2004, 188(4):2-15.

[191] Kang H, Wen J T. Robotic assistants aid surgeons during minimally invasive procedures [J] . IEEE Eng Med Biol Mag, 2001, 20(1):94-104.

[192] Rosen J, Hannaford B, Satava R. Surgical Robotics: Systems Applications and Visions [M] . London: Springer, 2011.

[193] Spencer E H. The ROBODOC Clinical trial: A robotic assistant for total hip arthroplasty [J] . Orthopaedic Nursing, 1996, 15(1):9-14.

[194] Hagag B, Abovitz R, Kang H. RIO: Robotic-Arm Interactive Orthopedic System MAKOplasty: User Interactive Haptic Orthopedic Robotics [M] . Boston: Springer, 2011:219-246.

[195] Yip M C, Lowe D G, Salcudean S E, et al. Tissue tracking and registration for image-guided surgery [J] . IEEE Transactions on Medical Imaging, 2012, 31(11):2169-2182.

[196] Vitrani M A, Morel G, Ortmaier T. Automatic guidance of a surgical instrument with ultrasound based visual servoing [C] . IEEE International Conference on Robotics and Automation, Barcelona, Spain, 2005:508-513.

[197] Stoll J, Novotny P, Howe R, et al. Real-time 3D ultrasound-based servoing of a surgical instrument [C] . IEEE International Conference on Robotics and Automation, Orlando, FL, USA, 2006: 613-618.

[198] Shademan A, Decker R S, Opfermann J D, et al. Supervised autonomous robotic soft tissue surgery [J] . Sci. Transl. Med. , 2016, 8(337):337r-364r.

[199] Leonard S, Wu K L, Kim Y, et al. Smart Tissue Anastomosis Robot (STAR): A vision-guided robotics system for laparoscopic suturing [J] . IEEE Transactions on Biomedical Engineering, 2014, 1(4):1305-1317.

[200] Leonard S, Shademan A, Kim Y, et al. Smart Tissue Anastomosis Robot (STAR): Accuracy evalua-

tion for supervisory suturing using near-infrared fluorescent markers [C]. IEEE International Conference on Robotics and Automation,Hong Kong,China,2014:1889-1894.

[201] Omote K,Feussner H,Ungeheuer A,et al. Self-guided robotic camera control for laparoscopic surgery compared with human camera control [J]. The American Journal of Surgery,1999,177(4): 321-324.

[202] Pandya A,Reisner L,King B,et al. A review of camera viewpoint automation in robotic and laparoscopic surgery [J]. Robotics,2014,3(3):310-329.

[203] Stoll J,Novotny P,Howe R,et al. Real-time 3D ultrasound-based servoing of a surgical instrument [C]. IEEE International Conference on Robotics and Automation, Orlando, FL, USA, 2006: 613-618.

[204] Gras G,Yang G. Intention recognition for gaze controlled robotic minimally invasive laser ablation [C]. International Conference on Intelligent Robots and Systems, Daejeon, Korea, 2016: 2431-2437.

[205] Ali S M,Reisner L A B. Eye gaze tracking for endoscopic camera positioning:An application of a hardware/software interface developed to automate aesop [J]. Stud Health Technol Inform,2008, 132(1):4-7.

[206] Noonan D P,Mylonas G P,Darzi A,et al. Gaze contingent articulated robot control for robot assisted minimally invasive surgery [C]. IEEE/RSJ International Conference on Intelligent Robots and Systems,2008:1186-1191.

[207] Nakanishi J,Morimoto J,Endo G,et al. Learning from demonstration and adaptation of biped locomotion [J]. Robotics and Autonomous Systems,2004,47(2-3):79-91.

[208] Kaiser M,Dillmann R. Building elementary robot skills from human demonstration [C]. IEEE International Conference on Robotics and Automation,1996:2700-2705.

[209] Zhao B,Waterman R S,Urman R D,et al. A machine learning approach to predicting case duration for robot-assisted surgery [J]. Journal of Medical Systems,2019,43(2):32.

[210] Tan X,Chng C,Su Y,et al. Robot-assisted training in laparoscopy using deep reinforcement learning [J]. IEEE Robotics and Automation Letters,2019,4(2):485-492.

[211] Duy N T,Jan P. Model learning for robot control:A survey [J]. Cognitive Processing,2011,12 (4):319-340.

[212] Zhu Z,Hu H. Robot learning from demonstration in robotic assembly:A survey [J]. Robotics, 2018,7(2):17.

[213] Rafii H, Liu J, Payne C J, et al. Hierarchical HMM based learning of navigation primitives for cooperative robotic endovascular catheterization [C]. International Conference on Medical Image Computing and Computer-Assisted Intervention,2014:496-503.

[214] Hu D,Gong Y,Hannaford B,et al. Semi-autonomous simulated brain tumor ablation with Raven Ⅱ surgical robot using behavior tree [C]. IEEE Int. Conf. Robot Autom,2015:3868-3875.

[215] Mayer H,Wierstra F G D. A system for robotic heart surgery that learns to tie knots using recurrent neural networks [C]. International Conference on Intelligent Robotics and Systems,Beijing, China,2006:1521-1537.

［216］ Hager H C，Lin S. Automatic detection and segmentation of robot-assisted surgical motions ［C］. International Conference on Medical Image Computing and Computer-Assisted Intervention，Heidelberg，Berlin，2005：802-810.

［217］ Murali A，Garg A，Krishnan S，et al. TSC-DL：Unsupervised trajectory segmentation of multi-modal surgical demonstrations with Deep Learning ［C］. IEEE International Conference on Robotics and Automation，Stockholm，Sweden，2016：4150-4157.

［218］ Murali A，Sen S，Kehoe B. Learning by observation for surgical subtasks：Multilateral cutting of 3D viscoelastic and 2D orthotropic tissue phantoms ［C］. IEEE International Conference on Robotics and Automation，Seattle，WA，USA，2015：1202-1209.

［219］ 世界卫生组织. 心血管疾病 ［EB/OL］. https://www. who. int/en/news-room/fact-sheets/detail/cardiovascular-diseases-(cvds).

［220］ 彼得 A 施奈德. 血管腔内技术：腔内血管外科的导丝及导管技术 ［M］. 2 版. 李震，吴继东，张玮，等译. 北京：清华大学出版社，2012.

［221］ 何天敏. 血管创伤的开放和介入治疗选择 ［J］. 内蒙古医学杂志，2014，46(11)：1298-1300.

［222］ Thakur Y，Holdsworth D W，Drangova M. Characterization of catheter dynamics during percutaneous transluminal catheter procedures ［J］. IEEE Transactions on Biomedical Engineering，2009，56(8)：2140-2143.

［223］ 黄和妙，王善坡，李德军. 磁粉离合器工作机理的探讨 ［J］. 山东工业大学学报，1995，25(3)：207-213.

［224］ 王程. 高性能车用磁粉离合器的研究 ［D］. 南京：南京理工大学，2012.

［225］ 张笃行. 磁性测量基础 ［M］. 北京：机械工业出版社，1985.

［226］ 濮良贵，纪名刚. 机械设计 ［M］. 北京：高等教育出版社，2006.

［227］ Jones L. Human and Machine Haptics ［M］. Cambridge，USA：MIT Press，2000.

［228］ Jandura L，Srinivasan M A. Experiments on human performance in torque discrimination and control ［J］. Dermatologica，1994：369-375.

［229］ Stribeck R. Kugellager FürBeliebige Belastungen ［J］. Zeitschrift des Vereines Deutscher Ingenieure，1902，46：1463-1470.

［230］ Bao X，Guo S，Xiao N，et al. A cooperation of catheters and guidewires-based novel remote-controlled vascular interventional robot ［J］. Biomedical Microdevices，2018，20(1)：20-38.

［231］ Lu X，Khonsari M，Gelinck E. The stribeck curve：Experimental results and theoretical prediction ［J］. Journal of Tribology，2006，128：789-794.

［232］ Bao X，Guo S，Xiao N，et al. Operation evaluation in-human of a novel remote-controlled vascular interventional robot ［J］. Biomedical Microdevices，2018，20(2)：34-47.

［233］ Sheridan T B. Space teleoperation through time delay：Review and prognosis ［J］. IEEE Transactions on Robotics and Automation，1993， 9(5)：592-606.

［234］ Berthet P，Power M，King H，et al. Hubot：A three state human-robot collaborative framework for bimanual surgical tasks based on learned models ［C］. 2016 IEEE International Conference on Robotics and Automation (ICRA)，2016.

［235］ 朱厚文. 基于信任模型的机器人共享控制研究 ［D］. 长春：吉林大学，2017.

［236］ Saeidi H,McLane F,Sadrfaidpour B,et al. Trust-based mixed-initiative teleoperation of mobile ro-
bots［C］. American Automatic Control Council（AACC）,2016:6177-6182.

［237］ Moray N,Inagaki T,Itoh M. Adaptive automation,trust,and self-confidence in fault management of
time-critical tasks［J］. Journal of Experimental Psychology:Applied,2000,6(1):44-58.

［238］ Saeidi H. Trust-Based Control of（Semi）Autonomous Mobile Robotic Systems［D］. Clemson,
South Carolina:Clemson University,2016.

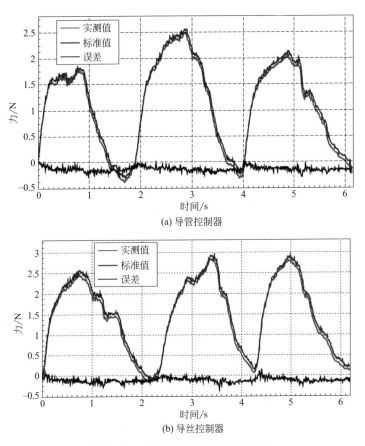

(a) 导管控制器

(b) 导丝控制器

图 3.19　动态力学测量性能实验结果

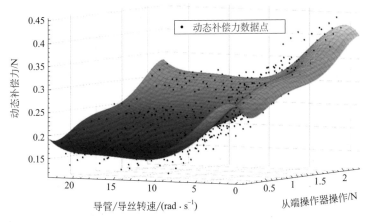

图 5.15　动态补偿力实验测量结果

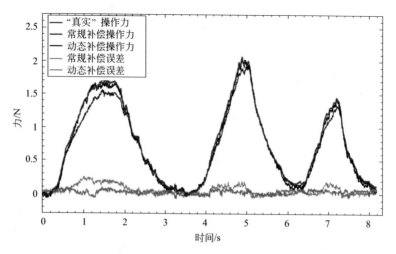

图 5.17　动态补偿力性能测试实验结果

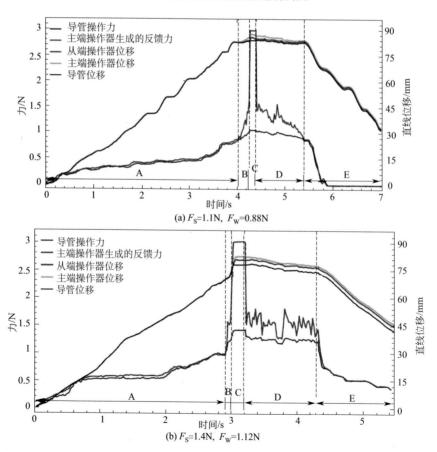

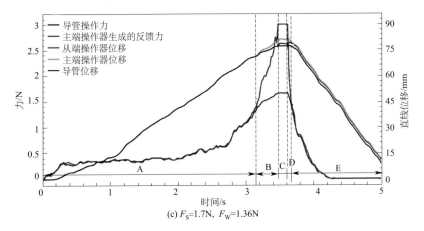

(c) F_S=1.7N, F_W=1.36N

图 6.12   分层式安全策略性能测评实验结果

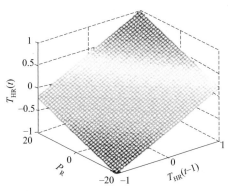

图 7.6   人机信任度变化趋势

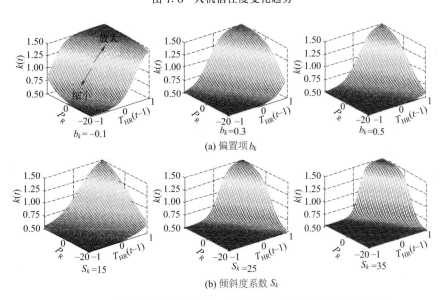

图 7.7   不同偏置项和倾斜度系数下主从动态映射系数随参数变化趋势

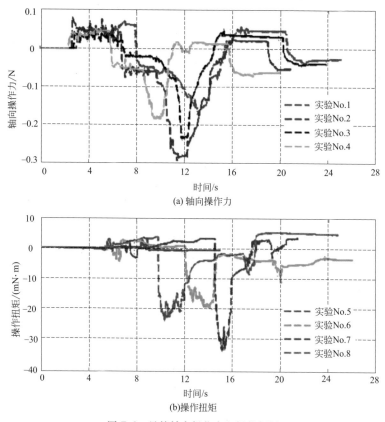

(a) 轴向操作力

(b)操作扭矩

图 7.9　导管轴向操作力和操作扭矩

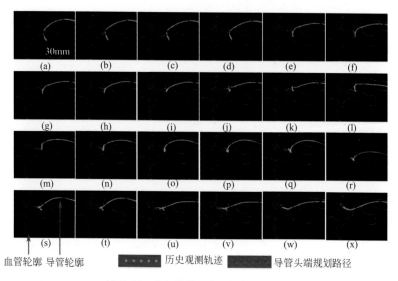

血管轮廓　导管轮廓　●●●●● 历史观测轨迹　████ 导管头端规划路径

图 7.18　人机协作手术导管操作过程